늙지 않는 최고의 식사

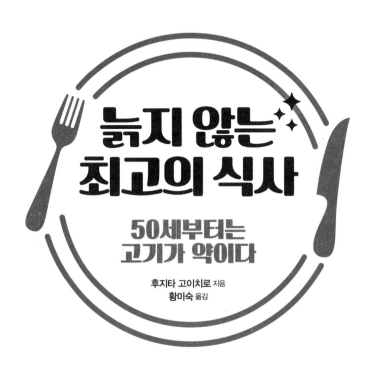

늙지 않는 최고의 식사

50세부터는 고기가 약이다

후지타 고이치로 지음
황미숙 옮김

예문아카이브

글을 시작하며

건강정보도 고기도
꼭꼭 씹어서 제대로 알고 먹자

"콜레스테롤 수치와 혈중 지질 수치가 현재 위험 수준입니다. 지금처럼 드시다가는 머지않아 동맥경화에 걸릴 겁니다. 그렇게 되지 않으려면 고기 섭취를 줄이세요."

대부분의 의사들은 당신에게 이렇게 말했을 것이다.

또한, 많은 사람들은 당신에게 고기를 멀리하는 소박한 식사(국과 나물 한 가지), 쁘띠 단식(짧은 기간 동안의 간헐적 단식) 등의 식이요법이 몸을 젊게 유지한다고 말했을 것이다.

그렇게 당신은 의사의 지도와 많은 사람들이 말하는 건강정보에 따라 '건강을 위해' 고기의 섭취를 줄이고, 채소 중심으로 식단을 바꾸고, 심지어 칼로리까지 제한해왔다.

하지만, 과연 고기를 먹지 않는다고 해서 건강해졌을까?

당연히 아니다. 고기를 먹지 않는 채소 중심의 식사를 계속하면 건강장수의 길은 더 멀어질 뿐이다.

그렇다면 어떻게 하면 좋을까?

40대까지는 '건강을 위해' 고기의 섭취를 자제했던 사람도 50세부터는 '건강을 위해' 당당히 고기를 먹어야 한다.

이 책은 50세부터 고기를 먹으며 건강하게 장수하는 방법을 이야기한다. 어째서 '50세'를 기점으로 고기를 먹는 것이 좋을까? 50세부터 몸에 큰 변화가 생기기 때문이다. 따라서 50세가 넘으면 고기를 제대로 섭취해야만 건강하게 오래 살 수 있다.

고기를 먹으면 단순히 장수만 하는 것이 아니다. 피부와 머릿결은 윤기가 흐르고, 정력이 넘치며, 지금보다 훨씬 건강한 모습으로 생기 넘치는 몸과 마음을 갖고 오래 살 수 있다.

고기를 제대로 먹으면 약을 한 움큼씩 먹어야 하는 생활과도 작별할 수 있다. 항콜레스테롤제나 항우울제, 감기약도 필요하지 않다. 병원의 대합실에서 시간을 쓸 필요도 없을 것이며, 가족과 사회를 위해 열정을 쏟으며 살 수 있게 된다. 50세부터 고기를 잘 먹으면 윤택하고 충실한 인생을 보낼 수 있다는 말이다.

단, 고기를 섭취하는 방법이 중요하다. 많은 사람들이 제대로 고기 먹는 법을 모르기 때문에 '고기를 먹었더니 몸이 무거워졌다'는 증상을 느끼고, '고기는 암을 일으키는 주요 원인'이라는 잘못된 정보를 믿어버린다. 참으로 안타까운 일이다.

81세 고령의 의사가
당뇨병을 완치하기까지

사실, 고기가 주는 효능에 대해 신뢰하며 설명하고 있는 나도 몇 년 전까지는 '고기를 자제하는' 삶을 살아왔다. 그 이유는 당뇨병을 앓고 있었기 때문이다.

당뇨병에 걸리고 난 후, 병을 치료하려는 마음 하나로 일본당뇨병학회가 권장하는 칼로리 제한 다이어트를 실천했다. 하지만 전혀 좋아지지 않았다. 오히려 모든 것을 약과 병원에 의존하며 시간을 보냈다. 이 상황을 반성하고 더 좋은 방법을 찾기 위해 '건강한 장수를 위한 식사'를 연구했고, 육식의 중요성을 알게 됐다. 내가 당뇨병을 극복한 방법은 간단하다.

"고기는 칼로리도 높고 콜레스테롤 수치도 높으니 생활습관병이 있는 사람은 자제하는 편이 좋습니다."

이렇게 말하는 의사의 정보를 믿지 않기로 한 것뿐이다. 그리고 결과적으로 의사의 권유와는 정반대로 생활했다.

그것은 바로 '칼로리 계산하지 않기', '콜레스테롤 수치에 신경 쓰지 않기', '채소와 고기를 잘 먹되 주식은 빼기'라는 세 가지를 중점으로 한 식생활이다.

이렇게 식사를 바꾸기만 했는데도 당뇨병을 이겨냈다. 체중도 10킬로그램이나 줄었고, 혈당과 콜레스테롤 수치, 중성지방 수치도 정상범위로 안정됐다. 지금은 당뇨병 약도 항콜레스테롤제도 복용하지 않는다. 물론 칼로리 계산처럼 식사를 맛없게 만드는 다이어트와도 작별한 채 살고 있다.

오히려 예전보다 몸을 가볍고 활기차게 만들어서 열정적으로 연구와 강연, 집필활동에 매진하고 있다.

많은 사람들이 "당뇨병은 일단 걸리면 낫지 않아서 잘 달래며 살아야 하는 병이다"라는 말에 속고 있다. 그래서 먹고 싶은 것도 참고, 힘들게 칼로리를 제한한다.

하지만 건강한 식사를 생각하면 칼로리 계산은 해가 될 뿐이다. "콜레스테롤 수치가 높아지면 수명이 줄어든다"는 의료정보가 50세가 넘은 몸에는 해당되지 않는다는 것을 알아야 한다. 제대로 알고 그런 속박에서 벗어나는 일이 중요하다.

50세가 넘으면 콜레스테롤 수치가 조금 높은 편이 더 젊고 건강하게 살 수 있는 비결이 된다. '평생 현역'이라는 모두가 꿈꾸는 삶을 이뤄주는 방법은 바로 50세부터 고기를 제대로 먹는 것이다.

건강하게 오래 살고 싶다면 '고기'를 먹어야 한다

일본은 세계 제일의 장수국가지만, 동시에 돌봄을 필요로 하는 사람이 570만 명에 달한다.

속설에 따라 고기를 피하는 식생활로 노화나 병으로 고통받으며 몸을 망가뜨릴 것인가? 올바른 지식을 알고 남은 인생을 젊고 활동적으로 살아갈 것인가? 판단은 당신에게 달려 있다.

이 책은 50세부터 고기를 먹고 건강하게 장수하기 위한 지혜와 고기를 올바르게 먹는 방법에 대해 구체적으로 알려준다.

50세가 넘은 사람이 '건강을 위해서'라며 고기를 제한하는 것처럼 어리석은 일은 없다. 고기를 먹으면 노화를 막을 수 있고, 암과 심근경색 등의 생활습관병도 고칠 수 있어 약이 필요없는 몸이 된다.

이 책을 끝까지 읽으면 '고기가 건강에 나쁜 건 아닐까?'라는 죄책감이 개운하게 사라질 것이다. 그러면 당신의 식탁에 장수 음식인 '스테이크'가 오르고, 고기에 입맛을 다시는 기쁨을 누릴 수 있을 것이다. 부디 이 책이 건강하고 풍요로운 식생활에 도움이 되기를 바란다.

후지타 고이치로

차례

제2장
50세를 기점으로 바뀌는 몸에 주목하자

제5장
50세부터 장이 건강해지는 7가지 생활습관

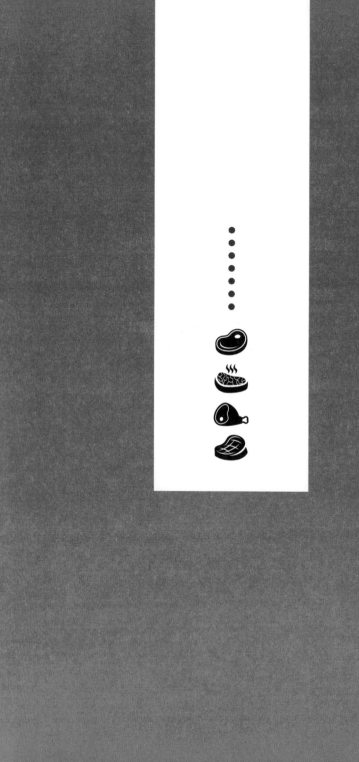

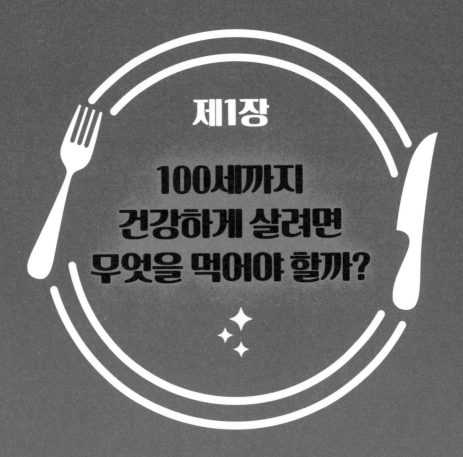

제1장

100세까지
건강하게 살려면
무엇을 먹어야 할까?

2017년, 우리나라 건강보험에서 전체 진료비는 69조 6,271억 원이다. 이 중 65세 이상 고령자의 진료비는 전체의 39.0%인 27조 1,357억 원으로 전년보다 10.5% 증가했다.

65세 이상 1인당 진료비는 398만 7,000원으로 전년(381만 1,000원)보다 4.6% 증가했으며, 매년 증가 추세다.

_통계청

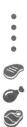

01 ———

오래 사는 것보다
건강하게 사는 것이 중요하다

**소박한 식사로
건강을 유지할 수 있을까?**

나는 고기를 정말 좋아해서 일주일에 두 번은 꼭 스테이크를 먹는다. 하지만 많은 사람들이 나처럼 고기를 좋아하는 데도 불구하고 애써 고기를 자제한다. 이유를 물어보면 열의 아홉은 "건강을 위해서", "다이어트 때문에"라고 대답한다.

하지만 내 경험에 의하면 그 대답은 잘못된 것이다. 고기를 먹지 않으면 건강도 장수도 멀어질 뿐이고, 먹는 방법만 제대로 알고 있으면 고기 때문에 살이 찌는 일은 거의 없다.

건강하고 생기 넘치는 장수자는 모두 고기를 즐겨 먹는다는 사실을 아는가? 나는 아직 81세지만, 100세가 넘은 나이에도 인생을 즐기는 분들의 이야기를 들어보면 고기를 즐겨 먹고 잘 씹어 먹는다. 그 모습을 보고 있으면 의약의 도움 없이 장수하기 위해 필요한 것은 역시 '고기'라는 생각이 든다.

그런데 세상에는 "고기는 건강에 나쁘다"는 것이 마치 상식처럼 퍼져 있고, 고기를 먹는 데 죄책감을 느끼는 사람이 많다. 특히 동양에서는 오래 전부터 소박한 식사를 하며 살아왔기 때문에, 현대인도 소박하게 먹으면 장수할 수 있다고 말하는 건강법이 널리 퍼져 있다.

하지만 소박한 식사로 정말 장수할 수 있을까?

보통 밥과 국, 나물 한 가지 정도의 식사를 '소박한 식사'라고 하는데, 그 정도만 먹고 건강하게 장수한다는 건 사실 어렵다.

'소박한 식사'의 반대말을 떠올려보자. '과식'이라는 말이 떠오를 것이다. 과식이 몸에 안 좋은 것은 누구나 아는 사실이다. 소화·흡수, 면역, 해독을 담당하며 몸의 중요한 역할을 하는 '장'이 과식으로 인해 지치게 되면 병에 잘 걸리고, 결국 오래 살기 힘들다.

하지만 "과식이 수명을 줄이니까 소박하게 먹으면 건강해진다"고 생각하는 것은 잘못이다. 왜냐하면 먹는 음식이 곧 그 사람의 몸이기 때문이다. 몸이 필요로 하는 영양소를 충분히 공급하지 못하면, 역시나 수명은 줄어들게 돼 있다.

잘못된 건강정보가
건강을 해친다

소박한 식사를 지향하는 사람들은 제일 먼저 고기를 끊는다.

내가 "소박한 식사에 대한 잘못된 신앙이 수명을 줄인다"고 강조하는 것은, 사람들에게 "소박한 식사는 고기를 자제하는 것"이라는 생각이 강하게 자리 잡고 있기 때문이다.

고기를 비롯한 동물성 단백질을 섭취하지 않는 것은 건강한 장수를 위해 가장 하지 말아야 할 일이다. 고기를 끊고 채식을 하면 몸의 저항력이 단번에 떨어져서 수명을 단축시킬 수 있다.

건강을 위해서 고기의 섭취를 자제하면 고목나무처럼 야위다가 결국에는 거동을 제대로 못할 수도 있다. 과연 무엇을 위한 건강 관리였는지 의문이 든다.

"인생은 즐기는 자의 승리"라는 말이 있다. 식사는 삶의 즐거움 중 하나다. 특히, 고기는 우리에게 먹는 즐거움을 선사해준다. 오늘부터 당당히 고기를 먹기 위해 고기의 훌륭한 효능을 알아보자.

02 ——
'균형 잡힌 식사'를
의심하는 것이 장수의 첫걸음

오히려 활력이 되는
대사증후군

일본을 대표하는 고령자 중 한 명을 꼽자면 프로 스키어인 미우라 유이치로(三浦雄一郎)가 있다.

미우라 씨는 80대라고는 믿기지 않는 에너지를 가지고 있는데, 2013년에 생애 세 번째로 에베레스트 등정에 성공했다. 세계 최고령 등정자로서 에베레스트 등정 역사에 그 이름을 새겼다. 이 쾌거로 인해 전 일본이 끓어올랐다.

"80세가 넘어서도 당당하게 도전하고 성공할 수 있다!"

미우라 씨의 모습에서 '나도 아직 할 수 있다!'며 큰 용기를 받은 사람들이 많았다. 한편으로, '미우라 씨는 나이에 비해 몸이 좋구나'라고 생각한 사람도 있었을 것이다.

나는 일본예방학회라는 모임에서 미우라 씨와 1년에 한두 번 정도 만난다. 사실 미우라 씨는 대사증후군(Metabolic Syndrome, 고혈당, 고혈압, 고지혈증, 비만 등이 한꺼번에 나타남)이 걱정되는 체형이다. 혈압도, 콜레스테롤도 높은 편이다. 게다가 고기를 좋아해서 매일 먹는다고 한다.

일반적인 상식으로는 "대사증후군은 건강에 좋지 않다"고 알려져 있다. 하지만, 대사증후군에 걸리고도 건강한 삶을 살고 있는 사람은 의외로 많다.

대체 어느 쪽이 옳은 것일까?

일본에서는 2008년부터 특정 건강진단과 특정 보건지도가 시행됐다. 이른바 '대사증후군 건강진단'으로 많은 이들이 귀한 시간을 할애하고 있다.

초고령사회에 돌입한 일본에서는 국민의료비가 멈출 줄을 모르고 늘어나 곧 40조 엔(약 400조 원)을 돌파할 전망이다. 이 금액을 계산해보면 국민 1인당 연간 30만 엔(약 300만 원)을 사용한다는 것을 알 수 있다. 일본이 세계적으로 자랑하는 국민개인보험의 파탄을 막기 위해, 의료비 지출을 줄이기 위해 국가 차원에서 시작된 것이 바로 대사증후군 건강진단이다.

정부에서는 대사증후군 건강진단을 통해 현대 일본의 4대 질병으로 일컬어지는 '암, 심근경색, 뇌졸중, 당뇨병'에 걸릴 위험성이 높은 사람을 미리 찾아내서 의료비를 줄이고자 한다. 4대 질병의 위험도가 높은 인자로는 첫째가 비만이고, 혈당, 지질, 혈압이 그 뒤를 잇는다.

4대 질병은 모두 생활습관병이므로 우선은 식사지도가 진행된다. 이때 "균형 잡힌 식사가 필요하다"는 정해진 멘트와 함께 '칼로리 제한'을 지도받는다. 그리고 가장 먼저 칼로리도 높고 콜레스테롤도 높은 '고기'를 제한한다.

일본에서 제일 에너지가 넘치는 고령자인 미우라 씨는 매일 고기를 먹는다. 게다가 누가 봐도 대사증후군을 가진 몸이다. 하지만 정부에서는 대사증후군을 병에 잘 걸리는 위험인자로 규정하고, 고기를 과식하지 않도록 주의하라고 권고한다.

이 대조적인 두 가지 현상을 우리는 어떻게 해석해야 할까?

단언컨대, 대사증후군은
신경 쓰는 게 무의미하다

고기를 먹어도 될까? 아니면 자제해야 할까?

정답을 말하자면, 고기는 적극적으로 먹어야 한다. 단, 조건이 있다. 바로 '50세가 넘으면'이다.

50세까지는 고기를 적당히 즐기는 정도로 먹어야 한다. 젊었을 때 대사증후군에 걸리면 각종 질병의 위험이 높아지고 생명이 단축된다. 하지만 50세가 넘었다면 적극적으로 고기를 먹어야 한다. 몸이 고기를 필요로 하는 시기가 된 것이다. 50세가 넘은 몸에는 대사증후군 진단이 무의미하다. 이때는 건강하게 장수하기 위해 반드시 고기를 먹어야 한다.

80대에 에베레스트 등정에 성공한 미우라 씨의 강인함은 분명 육식이 준 선물일 것이다. 50세가 넘어서 고기를 일상적으로 먹는 사람은 에너지가 있고 힘이 넘친다. 반대로 고기의 섭취를 제한하는 사람은 생명력이 점차 떨어진다.

03 ——
잘못된 상식이
거동이 불편한 몸을 만든다

칼로리를 제한하면
정말 건강해질까?

주변을 둘러보면, 50세가 넘어서 고기를 먹는 것이 좋다는 사례가 생각보다 많다. 그런데도 왜 "고기를 먹으면 일찍 죽는다"고 말하는 사람이 많은 걸까?

소박한 식사와 더불어 칼로리 제한은 인기 있는 건강법이기 때문이다. "칼로리를 제한하자(공복을 유지하자)"는 건강법의 인기에 박차를 가한 것이 장수유전자 시르투인(Sirtuin, 노화 세포의

사멸을 억제하는 효과가 있음)의 발견이다.

2003년 미국 MIT의 레너드 가렌티(Leonard Pershing Guarente)
박사는 효모에서 'Sir2'라는 유전자를 분리했고, 이 유전자가 시
르투인이라는 단백질을 합성한다는 사실을 밝혀냈다. 그리고 시
르투인에는 수명을 늘리는 효과가 있다고 확인됐다.

시르투인은 인간의 몸에 'Sir1'에서 'Sir7'까지 일곱 종류가 존
재한다고 알려져 있다. 'Sir1' 유전자는 기억에 관여한다는 것이
밝혀져, 알츠하이머병이나 근위축성측색경화증(근위축증의 일종
으로 근육이 위축되는 질환으로 '루게릭병'이라고도 함)을 치료하는 데
응용되고 있다. 'Sir6' 유전자는 주름 등의 피부노화나 등뼈가
휘는 것 같은 외형상의 노화와 깊은 관계가 있다고 밝혀졌다.

이런 작용 때문에 시르투인 일곱 종류를 통틀어 '장수유전자'
라고 부르며 세계적으로 주목하게 된 것이다.

장수유전자는 장수하는 사람만이 특별히 가진 유전자가 아니
라 모든 사람의 DNA(유전자의 집합체)에 들어 있다. 다만 평소 생
활할 때는 잠들어 있다. 장수유전자를 작용하게 하려면 이것들
을 두드려 깨워야만 한다.

치매(인지증, dementia)나 노화를 방지하고 장수할 수 있도록 해

주는 유전자가 있다는 걸 알았다. 그렇다면 그 다음에 알고 싶은 것은 "어떻게 하면 장수유전자를 활성화시킬 수 있는가?"다.

많은 연구를 한 결과, 장수유전자는 칼로리를 제한했을 때 작용하기 시작하고 비만 상태에서는 움직이지 않는다고 밝혀졌다.

많은 연구자들은 붉은털 원숭이, 쥐, 기니피그(쥐와 비슷하나 주둥이와 꼬리가 짧음) 등의 동물을 이용해 연구했다. 2009년 미국의 과학잡지 〈사이언스〉에는 "칼로리 섭취량을 30퍼센트 제한한 원숭이의 노화가 억제되고 장수했다"고 보고된 바 있다.

이런 연구결과가 대대적으로 발표됨에 따라, 칼로리를 제한하는 것이 장수와 회춘을 가능하게 하는 방법이라는 인식이 퍼졌다. 그러면서 다시금 소박한 식사에 대한 신앙이 주목을 받게 됐고, 극단적인 예로는 '1일 1식'이나 '간헐적 단식' 등의 식사 제한법이 나타난 것이다.

세상의 상식에 속지 말고
주위를 둘러보자

이런 사회현상 속에서 고기와 그 지질은 건강의 적으로 여겨졌다. 고기는 과식, 식생활의 서구화를 상징하는 것으로 여겨지는 식품이다. 제2차 대전 후 일본인이 많은 질병으로 고생하게 된 것은 육식 때문이라는 이야기도 나왔다.

또한 고기는 에너지양이 많은 식품이다. 예를 들어, 소고기의 허벅지살 40그램이나 어깨살 30그램만으로도 그냥 구워 먹을 때 80칼로리나 된다. 그래서 칼로리를 제한하려고 할 때 가장 먼저 줄이는 것이 고기다.

하지만 실제 상황을 들여다보자. 활기찬 백세장수자들은 모두 고기를 왕성하게 먹고 있다. 오히려 고기 먹는 것을 줄이면서 기력이 떨어져 거동을 하지 못하고 병약해지는 경우가 많다.

어째서 세상의 상식이 실제의 건강과 괴리를 보이는 걸까? 지금부터 "고기는 몸에 나쁘다"는 잘못된 속설이 어떻게 퍼지게 되었는지 알아보자.

04 ——
50세부터는
고기를 챙겨 먹어야 한다

동물실험의 결과는
믿을 수 없다

건강 수명을 늘린다는 장수법을 소개할 때, 동물실험의 결과에 근거해 설명하는 건강정보를 자주 본다.

칼로리 제한이 장수유전자를 깨운다는 것도 동물실험의 결과에 근거한 결론이다. 하지만 장수하는 방법을 이야기할 때 동물실험의 결과를 무조건 받아들일 수는 없다. 동물실험을 통해 "칼로리를 제한했더니 젊어졌다"는 결과가 분명해졌다고 해서, 이

것을 그대로 인간에게 적용시킬 수는 없다. 왜냐하면 인간과 동물은 수명 자체가 완전히 다르기 때문이다.

생물의 세계에서는 생식능력을 잃으면 죽는 것이 자연의 섭리다. 암컷 침팬지는 생리가 끝나면 곧 죽는다. 동물실험에서 자주 이용되는 쥐들도 생식능력을 상실하면 죽게 된다.

하지만 인간은 다르다. 생식능력을 상실한 후에도 이전의 배에 가까운 세월을 살아간다.

2016년 조사에서 일본 여성의 평균 수명은 87.14세, 남성의 평균 수명은 80.98세였다. 생식능력 측면에서 볼 때 남성이 남몰래 노력하면 70세가 넘어서도 아이를 만들 수 있지만, 대개는 50세를 기점으로 쇠퇴한다.

즉, 야생의 생물은 생식능력과 수명에 상관관계가 있는데, 인간만이 생식능력을 상실하고도 오랜 세월을 살게끔 허용된 것이다.

왜 그럴까? 그것은 '아이를 키우는 것'과 관련이 있다.

동물의 새끼는 태어나자마자 곧장 일어서고 걷기 시작한다. 하지만 인간의 아기는 열 달 동안 태내에서 키운 후에 탄생하고, 그 후에도 일어서기까지 열 달이 넘게 걸린다. 태어나서 1년 가까이나 누워서 지내는 것은 인간의 아기뿐이다.

이것은 인간의 뇌 발달과 관련이 있다. 뇌가 비상하게 발달하기 때문에 태내에서 열 달을 보내고도, 자립하기까지 시간이 많이 걸리는 것이다.

한편, 태어나면 바로 어미의 젖을 빼는 동물의 새끼와는 달리, 인간의 아기는 호흡하는 것 외에 모든 것을 부모의 손에 의지한다. 개인적인 의견으로는, 인간이 생식능력을 잃은 후에도 오랜 세월을 사는 것이 자녀를 키운 후에 '손주 키우기'의 역할이 추가돼서가 아닐까 생각해본다. 현대 사회를 살아가는 진화과정에서 '종의 보존'이라는 대의를 이루기 위해 장수유전자가 더욱 강하게 DNA에 새겨진 것은 아닐까?

왜 50세부터 고기를 먹어야 할까?

인간의 몸은 50세를 기점으로 '아이를 만들기 위한 몸'에서 '장수하기 위한 몸'으로 바뀌어간다. 이는 생식능력의 쇠퇴와 더불어 수명이 다하는 야생생물에게서는 볼 수 없는 일이다.

이 시기가 되면 당연히 필요로 하는 영양소도 달라진다. 주식인 탄수화물이나 단 음식은 몸에 거추장스러운 영양분이 된다.

반면에 고기를 통해서만 섭취할 수 있는 동물성 단백질이 필요하다.

50세 무렵이면 성호르몬의 분비량은 대폭 줄어든다. 생식능력을 상실하면 성호르몬도 급격히 줄어든다. 하지만 성호르몬이 감소하면 장수할 수 없고, 노화의 속도로 빨라진다. 그래서 외부에서 성호르몬의 재료를 대량으로 넣어줘야 한다. 그 재료가 바로 고기가 가진 '콜레스테롤'이다.

우리 인간이 장수하는 법을 생각할 때 참고할 수 있는 것은 "어떤 사람이 건강하게 장수하는가?"라는 역학조사뿐이다. 수명의 방식 자체가 완전히 다른 동물실험의 결과는 참고사항이 될 수 없다.

더욱이 숫자만 나열한 데이터나 자료를 비교해 결정한 대사증후군 건강진단의 숫자가 인간을 건강하게 만들 수는 없다.

05 ——
고기에는 생활습관병을 이기는
좋은 영양분이 많다

생활습관병의 원인이
과연 고기 때문일까?

일본에서는 백세장수자라고 불리는 사람들이 매년 늘어나고
있다. 현재로서는 6만 명이 넘는 사람이 백세장수자로 인정되고
있다. 매우 대단하고 자랑스러운 일이다.

하지만 실제로는 이런 장수를 기뻐하는 목소리가 별로 들리지
않는다. 초고령사회에 대한 우려와 불안한 정보가 넘쳐나기 때
문이다.

현재 일본에서는 약 570만 명의 사람들이 돌봄을 받으면서 생활하고 있다. 무려 백세장수자들의 100배에 이르는 숫자다. 수명이 늘어나도 거동을 하지 못한 채 누워서 지낸다면 본인은 물론이고 주위의 가족들에게도 더없이 힘들고 고통스러운 일이다. 노인 돌봄이 얼마나 힘든지 부각될수록 장수에 대한 불안감은 더욱 커진다.

이런 사회 분위기에 따라 모든 사람들이 단순히 장수하는 것만을 바라다가, 건강하게 장수하다가 한순간에 죽기를 바라는 상황이 됐다. 그리고 '먹을거리'와 '건강'이 최대 관심사가 됐다. 아무리 나이를 먹어도 "건강하게 나답게 살고 싶다"는 바람은 해를 거듭할수록 더 절실해지기 때문이다.

최근에 이런 건강 열풍을 타고 예전부터 전해져오는 일본의 전통식이 장수식으로 재조명되고 있다. 옛날부터 먹어온 밥과 국, 나물 한 가지라는 '소박한 식사'로 돌아가면 건강하게 장수할 수 있다는 큰 흐름이 식생활 현장에서 인기를 끌고 있다.

가장 큰 이유는 '식생활의 서구화'가 생활습관병이나 알레르기성 질환과 같은 여러 현대병을 만들고 있다는 설 때문이다.

되돌아보면 고도 경제성장기에 일본에는 많은 식품과 함께 식문화가 수입됐다. 일본인의 식생활 전환기는 1960년대다. 쌀의 섭취량이 급격히 감소한 반면, 고기나 어패류, 유제품의 섭취량이 크게 증가했다.

이런 식생활의 전환기에 일본인은 다양한 질병에 걸렸다. 암, 동맥경화로 인한 심근경색과 뇌경색, 당뇨병, 비만 등의 '생활습관병'뿐만 아니라 꽃가루 알레르기나 아토피성 피부염 등의 '알레르기성 질환'이 늘어났다.

최근에는 장에 염증을 일으키는 크론병이나 궤양성 대장염에 걸리는 환자도 급증하고 있다. 모두 병명은 아는데 근본적인 치료가 어려운 질병이다.

병명은 알지만 치료가 어려운 질병이 만연하게 되면서, 같은 시기에 일어난 식생활의 변화인 고기를 먹는 '식생활의 서구화'가 문제시 되기 시작했다.

백세장수자들이
우리에게 가르쳐준 것

백세장수에 대한 역학조사 중에 주목할 만한 것이 있는데, 이미 1972년에 건강하게 장수하려면 고기 등의 '동물성 단백질'이 필요하다고 보고된 바 있다.

당시 일본의 백세장수자는 405명이었다. 도쿄노인종합연구소가 그중 100명의 식생활을 조사했는데, 홍미로운 결과를 얻었다. 100명이 모두 고기와 달걀, 생선, 유제품 등의 동물성 식품을 다른 고령자들의 평균보다 더 많이 섭취하고 있었다. 반대로 채식주의자는 한 명도 없었다.

소박한 식사를 미덕으로 삼으면 건강하게 장수할 수 없다는 사실을 이미 알고 있었던 것이다.

도쿄건강장수연구소의 신카이 쇼지(新開省二) 박사 등의 연구팀은 고령자의 식사를 16~20년이라는 장시간에 걸쳐 조사하기도 했다. 그 연구를 통해 "잘 먹어서 영양상태가 좋은 고령자가 건강장수한다"는 결과를 얻었다.

건강하게 장수하려면 고기를 섭취해야 한다는 것이 분명히 드러난 것이다.

06 ——

콜레스테롤과 혈압은
조금 높은 편이 좋다

**수명이 늘어난 것은
콜레스테롤 덕분이다**

"옛날 사람들은 밥과 국, 나물 반찬만 먹고도 몇 십 킬로그램
이나 되는 갑옷을 입고 싸웠다", "옛날 사람들은 중노동인 농사
를 지을 정도로 스태미나가 있었다"는 이야기를 자주 듣는다.

한편, 오다 노부나가(織田信長, 전국 시대의 혼란을 종식시킨 무장)
가 자주 춤추며 불렀다고 전해지는 '아쓰모리(敦盛, 전투에 나가기
전에 부르는 노래)'의 한 구절을 보면 다음과 같다.

사람의 일생 기껏해야 50년.

돌고 도는 인간 세상에 비하면 덧없는 꿈같구나.

실제로 옛날에는 인생이 30~40년이었다. 지금은 상상할 수 없을 정도로 단명했다. 가장 오래된 통계를 보면, 1891~1898년의 평균수명이 남성은 42.8세, 여성은 44.3세다.

물론 유소아기의 사망과 전사(戰死), 감염증이 많았다는 것도 이유가 된다. 하지만 그보다 더 큰 이유는 고기 등의 동물성 단백질을 섭취할 기회가 없었던 것이다. 생식능력을 상실한 후에 밥과 국, 나물이라는 탄수화물과 채소를 중심으로 한 소박한 식사를 계속했기 때문에 충분한 영양을 공급받지 못했고, 수명을 늘릴 수 없었을 것이다.

일본의 평균수명이 50세를 넘긴 것은 제2차 대전 이후부터다. 1947년에 남성은 50.06세, 여성은 53.96세였다. 그 후 수명이 차차 늘어나서 일본이 세계 제일의 장수국가로 발돋움한 것은 1970년대의 일이다.

지금이야 '인생 100세 시대'라고 하며 일본인이 장수하는 민족이라는 인상이 강하지만, 사실 일본인의 평균수명이 늘어난 것은 역사적으로 봤을 때 최근의 일인 셈이다.

경제가 풍요로워지면서 고기와 생선, 달걀 등의 동물성 단백질이 매일같이 식탁에 오르게 됐다. 그중에서도 고기는 섭취량이 크게 증가했다. 결국 일본인의 수명이 크게 늘어난 가장 큰 이유는 '육식'이 틀림없다.

"식물성 단백질이나 생선을 충분히 섭취하면 고기는 필요하지 않다"고 말하는 요리연구가나 채식주의자가 있는데, 절대로 그렇지 않다.

고기는 식물성 단백질이나 생선으로는 보충할 수 없는 영양소와 생리활성물질을 제공한다. 그 영양소 중 하나가 콜레스테롤이다.

많은 사람들이 콜레스테롤이 건강에 좋지 않다고 오해하지만, 사실 콜레스테롤은 50세가 넘은 사람에게 가장 필요한 영양소다.

고기의 섭취를 끊으면 노화가 진행되는 이유

인간의 몸은 약 37조 개의 세포로 이뤄져 있다. 세포는 늘 새로운 것으로 만들어지고 바뀌면서 생명을 유지한다. 즉, 건전한 세포가 장수하게 만드는 것이다.

건전한 세포를 만들려면 세포를 하나하나 감싸는 막이 튼튼해야 한다. 이 세포막의 재료가 되는 것이 바로 고기와 달걀에 들어 있는 콜레스테롤이다. 모든 세포막은 콜레스테롤과 단백질로 이루어져 있다. 그래서 콜레스테롤이 부족하면 새롭고 튼튼한 세포를 만들지 못한다. 세포막이 약해지면 몸에는 몇 가지 이상이 나타나는데, 그중 하나가 노화다.

채식만 하는 사람들을 보면 겉보기에도 커다란 공통점이 있다. 대부분의 사람들이 마르고, 피부에 윤기가 없으며, 머리카락이 푸석하고, 실제보다 더 나이 들어 보인다.

사람의 젊음은 세포를 통해 만들어진다. 콜레스테롤이 부족하면 세포에 탄력이 없어지고 피부나 머리카락도 아름다움을 유지할 수 없다. 노화라는 한 가지 현상만 봐도 콜레스테롤이 매우 중요하다는 걸 알 수 있다.

그런데 의학계에서조차 '나쁜 것'으로 취급되는 이유는 무엇일까?

콜레스테롤이 동맥경화를 촉진하고, 심근경색과 뇌경색을 일으키는 최대 원인물질이라고 생각하기 때문이다. 건강진단을 통해 콜레스테롤 수치가 조금이라도 높아지면 "고기 섭취를 줄이라"며 영양지도를 받는다.

하지만 최근 연구에서 "동맥경화의 직접적인 원인은 콜레스테롤이 아니다"라는 것과 "오히려 콜레스테롤 수치가 조금 높은 사람이 사망률이 낮다"는 것이 밝혀졌다.

건강을 위해, 다이어트를 위해서라며 식탁에서 고기를 치워버리면 결국 몸에 이상을 가져오고 노화를 촉진시키며, 수명을 줄이게 될 것이다.

나쁜 콜레스테롤이
꼭 몸에 나쁜 것은 아니다

콜레스테롤을
무서워하지 말자

"그래도 역시 콜레스테롤은 걱정스러워."

"고기를 먹지 말라고 의사가 주의를 줬는데…."

여러 가지 이유로 육식을 주저하는 마음이 들 수도 있다. 하지만 콜레스테롤은 수치에 일희일비해야 하는 영양소가 아니다. 원래 콜레스테롤에는 '좋은 콜레스테롤'과 '나쁜 콜레스테롤'이 있다고 생각하는 사람이 많다. 하지만 그렇지 않다. 우선 이런 오해부터 풀어보자.

좋은 콜레스테롤이라고 불리는 것의 정확한 명칭은 HDL콜레스테롤(High Density Lipoprotein cholesterol)로 '고비중 리포단백질'이다. 반면에 나쁜 콜레스테롤이라 불리는 LDL콜레스테롤(Low Density Lipoprotein cholesterol)은 '저비중 리포단백질'이다.

일반적으로 나쁜 콜레스테롤이라 불리는 LDL콜레스테롤 안에는 콜레스테롤이 많이 들어 있다. LDL콜레스테롤은 '운반차'로서 간에서 갓 만들어진 콜레스테롤을 각각의 세포에 전달하는 역할을 한다.

이에 비해 착한 콜레스테롤이라고 불리는 HDL콜레스테롤은 콜레스테롤의 '수집차'라고 할 수 있다. 몸에서 쓰이지 않고 남은 콜레스테롤이나 오래된 콜레스테롤을 모아서 간으로 다시 가져가는 역할을 한다.

수집된 콜레스테롤은 간에서 재활용돼 신선한 콜레스테롤로 되살아나고, 다시 LDL콜레스테롤이 돼 신체 각 부분으로 운반한다.

즉, 좋은 콜레스테롤, 나쁜 콜레스테롤이라고 불리는 콜레스테롤의 차이는 다른 역할에서 오는 것일 뿐이다.

좋은 콜레스테롤인 HDL콜레스테롤이 중요한 것은 당연하고, 나쁘다고 불리는 LDL콜레스테롤도 몸의 기능을 유지하려면 반드시 필요하다.

건강 잡지에서 종종 "나쁜 콜레스테롤을 줄이자"는 문구를 보는데, 너무 과민하게 반응할 필요가 없다. LDL콜레스테롤이 부족하면 세포막의 재료를 몸의 각 부분에 전달하지 못해서 튼튼한 세포를 생성할 수 없으며, 금세 건강을 잃게 된다. 자연히 LDL콜레스테롤이 부족하면 수명은 줄어든다.

혈관을 깨끗하게 만드는
달걀노른자, 대두, 작은 생선

콜레스테롤이 매우 중요한 영양소 중 하나인데도 많은 사람들이 콜레스테롤을 나쁘다고 오해하는 것은 '나쁜 콜레스테롤', '좋은 콜레스테롤'이라는 명칭 때문이다. 정식명으로 부르려고 하면 어렵기 때문에 편의상 이렇게 부를 뿐이다.

콜레스테롤의 기능을 생각하면 '좋은 콜레스테롤 → 수집콜레스테롤', '나쁜 콜레스테롤 → 운반콜레스테롤'이라고 부를 수도 있다.

LDL콜레스테롤이 체내에서 남아돌지 않게 하려면 여분의 콜레스테롤을 수집해주는 HDL콜레스테롤의 비율을 늘리면 된다.

HDL콜레스테롤이 '좋은 콜레스테롤'이라고 불리는 이유 중 하나는 레시틴이라는 물질을 많이 포함하고 있기 때문이다. 레시틴도 지질의 일종으로 물과 기름을 결합시키는 강력한 유화작용이 있다. 이 작용으로 레시틴은 여분의 LDL콜레스테롤을 흡착해서 혈관을 깨끗하게 만들어준다.

또, 간에서 재활용되지 못할 정도로 오래된 콜레스테롤은 레시틴과 결합해 담즙이 되고 대변과 함께 배설된다. 담즙은 간에서 만들어지는 소화액이다. 대변의 황갈색은 담즙의 색깔이다.

HDL콜레스테롤의 양을 늘리려면 레시틴이라는 재료를 풍부하게 준비하면 된다. 레시틴은 달걀노른자에 많고, 대두에도 함유돼 있다. 작은 생선, 장어 등에도 들어 있다. 이런 식품을 골고루 충분히 섭취하면 HDL콜레스테롤의 양을 늘릴 수 있다.

08 ___ 콜레스테롤 수치를 억지로 낮추면 안 된다

아무래도 이상한

콜레스테롤 기준

현재 일본의 콜레스테롤 기준은 다음과 같다.

- LDL콜레스테롤(나쁜 콜레스테롤) : 140mg/dL 이상 ➡ 고LDL콜레스테롤혈증
- HDL콜레스테롤(좋은 콜레스테롤) : 40mg/dL 미만 ➡ 저HDL콜레스테롤혈증

• 중성지방 : 150mg/dL 이상 ➡ 고트리글리세라이드혈증

이 세 가지 기준에서 벗어나면 '지질이상증'이라고 불린다. 지질이상증을 방치하면 동맥경화에 걸린다고 해서 치료를 시작하는 지표로 여겨진다. 그런데 이 기준이 아무래도 이상하다.

최근에 "콜레스테롤 수치가 높을수록 사망률이 낮다"는 대규모 연구나 "콜레스테롤 수치를 낮추는 약을 복용해도 심장병의 예방효과는 보이지 않는다"는 해외 연구결과가 잇달아 발표되고 있다. 일본 내에서도 동일한 연구가 이뤄졌다.

도카이대학 의학부의 오구시 요이치(大櫛陽一) 교수 연구팀은 LDL콜레스테롤의 수치와 원인별 사망자 수의 관계를 조사해 결과를 보고한 바가 있다.

조사 대상자는 가나가와 현 이세하라 시의 남성 9,949명(평균 연령 64.9세), 여성 1만 6,172명(평균 연령 61.8세)으로, 평균 8.1년을 추적조사했다.

이 조사에 따르면 남성의 경우, LDL콜레스테롤은 100mg/dL 미만이 되면 사망자 수가 많아지는 결과를 보였다.

현재 정부에서 제시하는 LDL콜레스테롤의 값에 하한 기준이 없어서 "낮으면 낮을수록 좋다"는 인상을 주고 있다. 하지만 실

제로는 너무 적어도 생명을 단축시킨다는 것이다.

또한, 100~160mg/dL 구간은 사망자 수가 크게 줄었다. 160mg/dL 이상이 되면 사망률은 조금 높아지지만, 미미한 증가에 불과했다. 이런 상황을 종합해보면 상한인 140mg/dL 이상이라는 기준 자체가 과연 실태에 맞는 것인지 의문스러울 수밖에 없다.

한편, 여성의 경우는 120mg/dL 미만은 사망자 수가 조금 많아졌지만, 전체적으로 보면 큰 차이는 없었다.

콜레스테롤의 기준이
명확하지 않다

오구시 요이치 교수팀의 조사가 대규모이기는 하나, 환자의 기왕력(既往症, 환자가 과거에 경험한 질병)이나 가족력, 연령 등이 고려되지 않았으므로 참고할 수 없다는 의견도 있다.

그래도 "LDL콜레스테롤을 줄이라"고 일방적으로 지도하는 것은 분명히 잘못됐다.

LDL콜레스테롤을 무리하게 낮추게 되면 오히려 수명을 단축시키는 결과를 가져올 수 있다. "혈중콜레스테롤량이 많으면 몸에 나쁘다"고 한다면, 너무 낮아도 수명을 단축시키는 실태를 먼저 제시하고 하한치를 정해주는 것이 맞다.

상한치가 140mg/dL인 이유에 대해서도 명확한 설명을 제시해야 할 것이다.

한편, 일본동맥경화학회는 그동안 LDL콜레스테롤의 값이 140mg/dL 이상일 때의 위험성에 대해 주의를 환기시켜왔다. 하지만 현재는 180mg/dL 미만인 경우에는 약물요법을 생각하지 않아도 된다고 입장을 바꿨다. 이것은 2012년판 의료 가이드라인에 새로 실렸다.

콜레스테롤 기준은 제2차 대전 이후 자주 개정됐는데, 현재 의료현장에서 널리 사용되고 있는 기준은 2007년판(앞서 나온 콜레스테롤 기준)이다. 고작 5년 만에 기준을 바꿔버린 것이다.

효과가 적고 부작용이 심한
콜레스테롤 약

상황이 이렇다 보니, 왜 일본만 기준이 엄격한지 생각해봐야 한다. 그리고 콜레스테롤의 기준에 속지 않도록 조심해야 한다.

사실 2007년 개정 전, 2002년에도 기준은 바뀌었다. 2002년판 기준은 다음과 같다.

- **총 콜레스테롤 : 220mg/dL 이상 ➡ 고콜레스테롤혈증**
- **LDL콜레스테롤(나쁜 콜레스테롤) : 140mg/dL 이상**
  ➡ 고LDL콜레스테롤혈증
- **HDL콜레스테롤(좋은 콜레스테롤) : 40mg/dL 미만**
  ➡ 저HDL콜레스테롤혈증
- **중성지방 : 150mg/dL 이상 ➡ 고트리글리세라이드혈증**

2002년판의 총콜레스테롤 값을 보면 이해가 되지 않는 점이 있다. 심근경색의 발병률이 일본보다 3배나 높은 서구에서도 총 콜레스테롤의 기준은 약 280mg/dL이었다. 일본보다 60mg/dL 이나 높게 설정돼 있는 셈이다.

하마마쓰 의과대학의 다카다 아키카즈(高田明和) 명예교수는 11년에 걸쳐 오사카부민 약 1만 명의 콜레스테롤 수치와 사망률에 대해 조사했다.

그 결과 220mg/dL을 넘어도 사망률에 영향이 없다는 것이 밝혀졌다. 남성의 경우에는 오히려 280mg/dL 미만까지는 콜레스테롤 수치가 높을수록 사망률이 낮았다. 그래서 총콜레스테롤의

기준인 220mg/dL이라는 수치가 적절하지 않다는 전문가들의
의견이 많았다.

결국, 일본동맥경화학회는 2007년도판에서 총콜레스테롤의
값 자체를 진단기준에서 제외시켰다.

현재 사용되고 있는 2007년판에도 이상한 점은 있다. 일본인
의 심근경색 발병률은 미국인의 3분의 1 정도다. 그런데 발병률
이 일본보다 훨씬 심각한 미국에서도 LDL콜레스테롤의 기준이
일본보다 50mg/dL이나 높다.

왜 일본의 기준만 이렇게 엄격한 것일까?

의료연구자들 사이에서도 논란이 되는 것이 바로 의사와 제약
업체의 부당거래 문제다. 2008년 3월의 〈요미우리신문〉에는 대
사증후군 건강진단의 기준을 작성한 위원회 인력 중 국공립대학
의 많은 의사에게 제약업체가 억 단위가 넘는 후원을 했다는 내
용이 실리기도 했다.

기준이 내려가면
환자가 늘어난다

콜레스테롤의 기준을 살짝만 낮춰도 '지질이상증'이라는 병명의 환자가 폭발적으로 늘어난다. 환자 수가 많아지면 약을 복용하는 사람도 늘어나고, 제약업체는 막대한 수입을 얻게 된다.

만약 약을 먹고 건강이 좋아진다고 한다면 그나마 문제가 없을 것이다. 하지만 그렇지도 않다. 세계적으로 가장 많이 복용되는 콜레스테롤 저하제는 '스타틴'인데, 미국 정부에서 진행한 대규모 통계조사에서는 스타틴의 효과에 대해 기대할 만큼 확실한 효능을 확인하지 못했다.

한편, 스타틴과 관련해 다른 임상실험 결과도 있다. 미국의 제약회사에서 실시한 임상실험에서는 3년 4개월의 조사기간 중에 100명의 임상실험자들에게 스타틴과 위약(僞藥)을 복용하도록 했다.

그 결과 심근경색을 일으킨 것은 위약을 복용한 환자 중에서는 3명, 스타틴을 복용한 환자 중에서는 2명이었다. 즉, 콜레스테롤 저하제가 심근경색을 예방한다고 생각할 만한 차이는 고작 1명이었다는 것이다.

그런데 콜레스테롤 저하제는 이런 미미한 효과와는 모순되게 중대한 부작용이 우려된다. 스타틴은 간에서 콜레스테롤 합성기능을 저해해 혈중콜레스테롤량을 줄이는 작용을 한다. 부작용의 초기 증상은 근육의 통증으로 나타나는데, 증상이 심각해지면 걷는 것이 힘들어진다.

또한 영국의 의약품청에서 발표한 바에 따르면 스타틴의 부작용은 간의 기능장애, 우울상태, 수면장애, 기억상실, 성기능장애, 간질성 폐렴, 발암, 다발성 신경염 등 매우 다양하다고 한다.

이런 상황을 종합해보면, 콜레스테롤 저하제는 부작용의 위험을 감수하면서까지 복용할 만한 약은 아니다.

09 ___
건강을 위해
'일주일에 두 번' 스테이크를 먹자

70세 이상, 다섯 명 중의
한 명은 영양실조다

"50세부터는 고기를 먹는 것이 좋다"고 하더라도 매일 먹으면 건강을 해친다. 과한 것은 모자란 것만 못한 법이다. 무슨 일이든 적정한 양이 있다.

그렇다면 50세가 넘은 사람이 고기를 얼마나 섭취해야 건강하게 장수하는 데 도움이 될까?

나는 "일주일에 두 번 스테이크를 먹자"고 권한다.

고령자의 건강상태에 관해 지금 가장 문제가 되는 것이 '단백질 에너지 영양장애'다. '신형 영양실조'라고 불리기도 한다. 이 신형 영양실조를 막기 위해서라도 일주일에 두 번은 제대로 고기를 먹는 날로 정해보자.

'포식의 시대'라는 말이 나오는 현대에 영양실조라는 말이 그리 와 닿지 않을 수도 있다. 하지만 70세가 넘은 사람 다섯 명 중에 한 명은 신형 영양실조라는 통계가 있다.

신형 영양실조는 살이 찐 사람도, 하루 세 끼를 꼬박꼬박 먹는 사람도 결코 무관하지 않다. 평소에 과식한다는 이야기를 들을 정도로 많이 먹는 사람이라도 단 하나의 영양소가 부족하면 신형 영양실조가 발생한다.

신형 영양실조는 생명을 단축할 위험성이 매우 높다. 그 중요한 영양소는 혈청 중에 포함되는 단백질의 일종인 '혈청알부민'이다.

혈청 중에는 몇몇 단백질이 들어 있는데, 그중에서도 혈청알부민의 함유량이 가장 많아서 60퍼센트 정도를 차지하고 있다. 혈청알부민은 식사를 통한 단백질의 섭취량에 민감하게 반응하므로, 단백질의 영양상태를 보여주는 기준이 된다.

혈청알부민이 3.5mg/dL 이하인 사람이 신형 영양실조 진단을 받는다. 3.4mg/dL을 밑돌면 1년 후에는 무려 절반에 가까운 사람이 사망한다고 알려져 있다. 또한, 혈청알부민 수치가 감소하면 치매나 거동을 못하는 상태가 되기 쉽다고도 한다.

이에 반해 4.2mg/dL 정도 되면 1년 후에도 사망하는 사람이 없다. 이런 이유 때문에 혈청알부민 수치가 매우 중요하게 여겨진다.

생명을 유지하는 데 꼭 필요한 혈청알부민

혈청알부민은 어떻게 인간의 생명에 큰 영향을 주는 것일까?

혈청알부민은 혈액 중의 수분량을 보존·유지하고 침투압을 유지시키는 작용을 한다. 이를 통해 혈액이 정상적으로 순환할 수 있는 것이다.

또한, 다양한 물질과 연결되는 작용이 강하다는 특징도 있는데, 이를 통해 칼슘 등의 미네랄이나 지방산, 효소, 호르몬 등 신체기능을 유지하는 물질이 필요할 때 전달한다.

혈청알부민 덕분에 우리의 몸은 정상적으로 움직이고 튼튼한 조직을 만들 수 있는 셈이다. 그러니 혈청알부민이 줄어들면 몸에 다음과 같은 여러 이상이 나타난다.

- 혈관을 만들 재료가 부족해 뇌출혈을 일으키기 쉽다.
- 적혈구의 재료가 부족하면 빈혈에 걸린다.
- 면역세포가 만들어지지 않으면 질병에 쉽게 걸린다.
- 근육을 만들지 못하면 걷지 못하고 누워서 생활해야만 한다.

이처럼 혈청알부민은 생명을 유지하는 데 꼭 필요한 단백질이다. 우리 몸에서 혈청알부민 수치가 감소하면 절대 안 된다.

혈청알부민의 수치는 식사 중의 단백질 양에 민감하게 반응한다. 따라서, 혈청알부민을 늘리면서 체내환경을 건강하게 유지하려면 일주일에 두 번은 스테이크를 먹는 것이 좋다.

10

동맥경화의 원인은
고기가 아니라 활성산소다

동맥경화의 원인은
콜레스테롤이 아니다

"콜레스테롤 수치가 더 높아지면 동맥경화가 진행돼 심근경색에 걸릴 위험성이 큽니다. 콜레스테롤이 많은 고기나 달걀의 섭취를 자제하세요."

의사와 일대일로 진찰을 받을 때 얼굴을 마주한 채로 이런 이야기를 들은 탓에 고기를 끊은 사람이 꽤 많다. 동맥경화가 무섭다는 건 모두가 알고 있기 때문이다.

그런데 이런 의사의 말에는 동맥경화를 진행시키는 중요한 진실이 한 가지 빠져 있다. 콜레스테롤 수치가 너무 높으면 동맥경화에 걸리기 쉽다는 말은 틀리지 않다.

하지만, 콜레스테롤 자체가 동맥경화를 일으키는 것은 아니라는 점을 알아야 한다. 동맥경화가 생기는 경위를 바르게 이해하면 고기나 달걀을 무작정 멀리할 필요가 없다는 사실을 알 수 있다.

동맥경화를 일으킨 혈관을 조사해보면, LDL콜레스테롤이 발견된다. 이로 인해 혈관을 노화시켜 동맥경화를 일으키는 원인 물질은 LDL콜레스테롤이라고 간주됐고, '나쁜 콜레스테롤'이라는 불명예스러운 이름으로 불리게 됐다.

하지만 실제로 LDL콜레스테롤이 진짜 '나쁜 물질'이 되는 것은 활성산소(oxygen free radical, 活性酸素)의 공격을 받았을 때다. 활성산소란 체내에서 발생하는 매우 산화력이 강한 물질로서 접촉하면 차례대로 산화된다. 산화는 철이 붉게 노후되듯이 녹스는 것을 말한다.

콜레스테롤이 활성산소의 공격을 받으면 '리포단백질'이라는 콜레스테롤의 포장재가 산화돼 망가진다. 그러면 리포단백질에 감싸여 있던 콜레스테롤 본체까지 산화돼 과산화지질이라는 유해물질로 변질된다.

과산화지질은 혈관에 상처를 주고 약하게 만드는 작용을 한다. 손상된 혈관을 수복(고쳐서 본모습과 같게 함)하려면 콜레스테롤이 필요하다. 혈관벽에 염증이 생기면 LDL콜레스테롤이 재빠르게 도달해 혈관의 상처를 치료하려고 한다.

의사의 3분 진단에
의지하면 안 된다

인체에는 활성산소로 인해 몸이 상처를 입어도 이를 수복하는 굉장한 기능이 구비돼 있다. 하지만 체내의 활성산소 발생량이 너무 많으면 염증이 계속해서 일어난다. 혈관 내에서는 항상 수복작업이 이루어지게 될 테고, LDL콜레스테롤이 환부에 축적된다.

동시에 혈관은 굳어져 탄력성을 잃고, 염증 부분은 부스럼처럼 부풀어 오른다. 이 부스럼을 '플라크(plaque)'라고 부르는데, 이것이 동맥경화의 모습이다.

심근경색이나 뇌경색은 플라크가 원인이다. 플라크가 혈관벽에서 떨어져 혈전이 되고 심장으로 흘러가면 심근경색, 뇌의 혈관을 막히게 하면 뇌경색이 된다. 또한, 뇌출혈은 뇌혈관이 취약해지면서 찢어지면 발생한다.

이처럼 동맥경화가 어떻게 일어나는지를 단계별로 살펴보면, 주의해야 할 것은 고기나 달걀이 아니라 '활성산소'임을 알 수 있다.

하지만 동맥경화의 진범인 활성산소의 해에 대해서는 아무것도 이야기하지 않고, 실체를 알기 쉬운 고기나 달걀에 그 원인을 돌리고 있다. 그렇게 해서 결국 "고기는 좋지 않다"라는 주장까지 나온 것이다.

왜 이런 일이 벌어지는 것일까? 요즘 의료는 "3시간 대기, 3분 진찰"이라는 말을 자주 듣는다. 바쁘고 복잡한 실제 진찰의 현장에서 "활성산소란 무엇인가?"에서부터 "활성산소의 해"에 이르기까지 환자에게 3분 이내에 설명하기란 현실적으로 불가능하다. 그래서 "콜레스테롤이 많은 고기나 달걀의 섭취를 자제하세요"라는 말 한마디로 설명을 끝내버리는 경우가 많다.

11 ——

햄버거보다
스테이크를 먹어야 하는 이유

나이가 들면 '고기 먹고 싶다'는
생각이 안 드는 이유

"50세가 넘으면 예전보다 고기를 더 많이 드세요."

내가 강연회에서 이렇게 말하면 육식파인 분들은 크게 환호성을 지른다. 하지만 난처한 표정을 보이는 분들도 꽤 많다.

"나이가 드니, 고기를 먹고 싶다는 생각이 안 들어요."

이것이 그 이유였다. 고기를 먹고 싶다는 생각이 드느냐, 안 드느냐는 생명력의 지표라고 할 수 있다.

젊을 때는 그렇게 좋아하던 고기를 나이가 들면서 멀리하게 되는 것은 그만큼 생명력이 쇠약해졌기 때문이다. 고기를 소화·흡수하기 위해서는 많은 에너지가 필요한데, 체력이 없으면 '먹고 싶다'는 생각조차도 들지 않는다.

고기를 먹을 때 "기름지다", "속이 더부룩하다", "치아가 안 좋아서 씹기 힘들다"고 느끼는 것은 고기를 소화할 만한 체력이 따라주지 않고, 몸의 노화가 진행되고 있다는 것을 의미한다.

노화란 몸에서 단백질과 지질이 빠져나가는 것이다. 단백질이 줄어들면 근육이나 뼈의 양이 줄어들어 거동이 어려운 몸이 되기 쉽다. 지질이 줄어들면 신체 각 부분의 세포막이 약해지고, 병이 발생하기 쉬워진다. 다시 말해, 노화현상이 시작되는 50세 이후에 단백질과 지질의 보고인 고기를 먹지 않으면 노화의 속도가 빨라져서 거동이 힘들거나 병에 걸리기 쉬운 몸이 되는 것이다.

하지만 고기를 먹고 싶지 않은 사람이 억지로 먹어봐야 위장에 큰 부담이 될 뿐이다. 그런 사람은 고기를 구워먹는 것보다 맛있게 먹을 수 있는 다른 요리법을 찾는 것이 좋다.

예를 들면, 고기를 먹었을 때 기름지거나 속이 더부룩한 사람은 기름기가 많은 부분을 제거하고 살짝 데친 후에 조리하면 담

백한 요리가 완성된다.

질겨서 씹기가 힘들거나 삼키기가 힘든 사람은 조리하기 전에 고기를 가볍게 두드려주면 좋다. 술에 잠시 담가두는 것도 육질을 부드럽게 만드는 방법이다. 또한 고기의 섬유를 끊어주듯이 한 입 크기로 썰면 먹기가 한결 수월하다. 고기의 퍼석한 느낌이 싫다면 녹말을 살짝 묻힌 다음에 조리한다.

칼로리를 소모하려면
꼭꼭 씹어 먹어야 한다

고기를 아주 좋아하는 사람은 일주일에 두 번 먹는 스테이크를 마음껏 즐기면 된다.

스테이크를 권하는 첫 번째 이유는 '씹는 맛'이 있기 때문이다. 고기는 칼로리가 높은 식품인데, 꼭꼭 씹어서 먹으면 그 자체로 운동이 돼 에너지를 소모한다.

나는 "칼로리 계산은 무의미하다"는 말을 자주 한다. 식품이 가진 칼로리 값이 그대로 몸에 붙어 살이 되지는 않기 때문이다. 잘 씹어서 먹고, 위에서 소화활동을 하고, 장에서 소화·흡수해 불필요한 것을 대변으로 배설하는 활동 자체에 이미 많은 에너지를 쓴다. 이것을 '식사유도성 열생산'이라고 한다.

식사유도성 열생산은 단백질만을 섭취했을 때는 섭취에너지의 30퍼센트, 당질(당분)만 섭취했을 때는 약 6퍼센트, 지질(지방)만 섭취했을 때는 4퍼센트가 사용된다. 일반적인 식사에는 영양소가 섞여 있기 때문에 식사유도성 열생산은 섭취에너지의 약 10퍼센트가 된다.

단, 모든 식사에서 식사유도성 열생산이 똑같이 일어나지는 않는다. 섭취방법이나 먹는 음식에 따라 달라진다. 꼭꼭 잘 씹어서 먹으면 식사유도성 열생산은 더욱 커진다.

햄버거보다 스테이크를 권하는 이유는 같은 고기 요리라도 꼭꼭 씹어 먹어야 하는 스테이크가 식사유도성 열생산이 더 크기 때문이다. 그리고 스테이크의 부위는 그때그때 먹고 싶은 것을 고른다.

소고기 등심이나 돼지고기 등심은 지방이 많다며 피하는 사람이 있다. 특히 비만이나 생활습관병이 있는 사람은 기름기가 적은 붉은 살코기(안심이나 허벅지살처럼 기름기나 힘줄, 뼈 따위를 발라낸 순 살로만 된 고기)를 골라서 먹으려고 애써왔을 것이다.

하지만 고기를 먹으려고 마음먹었다면 지방의 양에 얽매이지 말고 먹고 싶은 부위를 먹는 것이 제일이다.

12 ——
고기의 성분이
암세포와 싸우는 재료가 된다

동물성 단백질이
암의 영양분이 될까?

"고기가 암 발병에 많은 영향을 준다"는 말은 이미 오래전부터 있었다. 현재 일본에서는 두 명 중 한 명이 살면서 한 번은 암에 걸린다. 그리고 남성은 거의 네 명 중 한 명, 여성은 여섯 명 중에 한 명이 암으로 사망하고 있다.

암은 치료가 힘들고 생명을 위협할 가능성이 높은 병이어서, 우리는 모두 암에 걸리지 않길 바란다.

동시에 고기가 건강에 안 좋다고 여기는 분위기에서 "고기를 먹으면 암에 걸린다"는 생각이 확고히 자리 잡았다.

고기가 암을 일으킨다는 이야기의 근거 중 하나는 "고기를 먹으면 장 내에서 나쁜 균이 비정상적으로 발생해 독소가 생기고, 그것이 암을 만든다"는 것이다.

이 의견은 일리가 있다. 다만, 뒤에서 자세히 설명하겠지만 평소에 식이섬유를 잘 섭취해 좋은 균이 우세한 장을 만들어두면 나쁜 균이 비정상적으로 발생할 걱정이 없다.

또 다른 이야기는 "동물성 단백질은 암세포의 영양분이 된다"는 것인데, 이 정보는 옳지 않다. 암을 예방하려면 콜레스테롤의 힘이 반드시 필요하기 때문이다. 실은 고기를 잘 먹으면 암을 예방할 수 있다.

많은 사람이 암에 대해 막연한 공포심을 갖고 있다. 그렇다면 암세포는 어떻게 발생하는지 제대로 알고 있는가? 암이 발생하는 원리를 이해하면 어떤 것에 주의해야 암에 걸리지 않는지 알 수 있다.

암은 세포의 병이다. 인간의 몸을 구성하는 약 37조 개의 세포는 매일 약 2퍼센트씩 신진대사를 통해 오래된 것은 버려지고 새로운 것이 생긴다. 세포에게 있어 이 세포분열은 대단한 작업이다. 하나의 세포에 있는 DNA 유전자의 약 30억 글자에 상당하는 정보를 틀리지 않고 복사하면서 분열을 반복하기 때문이다.

그런데 인체가 아무리 정교하게 만들어졌다고 해도, 극히 일부의 세포에서는 복사 실수가 일어난다. 이 과정에서 암세포가 생긴다. 우리의 몸 안에서는 매일 3,000~5,000개의 암세포가 생성된다. 이 세포의 복사 실수는 활성산소의 공격을 받아서 일어난다. 세포막이 약해져 있으면 활성산소의 해를 입기 쉬우며 암세포가 발생하기 쉬워진다.

반면에 세포분열을 할 때 콜레스테롤을 충분히 공급할 수 있는 상태라면 튼튼한 세포막이 만들어져 암을 예방할 수 있다.

고기를 잘 섭취하면 암을 예방할 수 있다

매일 생겨나는 수천 개의 암세포가 모두 암으로 발전하는 것은 아니다. 세포핵 내의 DNA에는 '암 억제 유전자'가 들어 있는데, 이것이 복사 실수된 DNA의 수복을 진행한다. 그리고 이 DNA를 만드는 원료가 바로 단백질이다.

단백질은 장에서 아미노산이라는 최소분자로 분해돼 흡수된다. 단백질은 20종류의 아미노산으로 구성돼 있다. 체내에서 합성할 수 있는 것을 '비필수아미노산', 체내에서 합성되지 않는 것을 '필수아미노산'이라고 부른다. 필수아미노산은 식사를 통해 섭취해야만 건강을 유지할 수 있다.

고기는 아미노산의 구성이 인체에 가장 가까운 단백질이다. 즉, 고기야말로 필수아미노산을 균형 있게 섭취할 수 있는 식품인 것이다. 또한, 세포막의 재료인 콜레스테롤과 DNA의 재료인 단백질을 한 번에 공급해주는 건강식품이기도 하다.

암에 걸리면 식이요법에 많은 신경을 쓰게 된다. 이때 많은 분들이 '육식을 끊는' 요법을 시작한다. 하지만 애당초 암의 영양분이 되는 단백질은 혈액 중에 존재하며, 식사로 섭취하는 단백질을 직접 빨아들이는 것이 아니다. 조금 더 말하자면, 인체는 단백질로 이루어져 있기 때문에 식사로 섭취하는 단백질을 줄인다고 해서 암을 키우는 단백질 공급을 끊을 수 있는 것이 아니다.

그런데도 고기를 먹지 않으면 몸은 눈에 띄게 야위어질 수밖에 없다. 몸의 저항력이 떨어져 암과 싸울 체력마저 빼앗기게 된다. 따라서, 암을 치료하려면 오히려 좋은 고기를 맛있게 먹어야 한다. 고기를 먹으면 세포도 유전자도 튼튼해진다.

13 —

고기를 잘 씹어 먹으면
치매 예방에도 좋다

불안을 조장하는 건강정보의
이면에 주목하라

애플(Apple)의 창업자로 유명한 스티브 잡스(Steve Jobs)가 채
식주의자였다는 사실은 유명하다.

그는 젊은 시절부터 채식주의를 고수했는데, 48세에 췌장암에
걸렸고 56세의 나이로 세상을 떠났다. IT업계를 견인한 그의 죽
음은 전세계인이 슬퍼할 정도로 안타까운 일이었다.

스티브 잡스의 경우는 한 가지 사례지만, 채식주의자 중에 건

강하게 백세까지 장수하는 사람이 드문 이유는 앞에서 설명한 대로 영양이 부족해서다. 특히 50세가 넘어서도 고기를 먹지 않으면 혈청알부민이 줄어들어 신형 영양실조로 목숨을 잃을 위험이 커진다.

반대로 100세가 넘어서도 빛나는 인생을 사는 분들은 고기를 즐겨 먹는다. 백세장수자들에게 건강의 비결을 물어보면 "고기를 먹는 것"이라고 대답하는 이들이 많다.

그런데도 왠지 "고기는 건강에 안 좋다"는 말을 들으면 그 의견에 동조해 고기를 멀리하는 사람들이 많다. "병에 걸리고 싶지 않다"는 불안이 큰 탓이다. 그 불안은 과연 어디서 생겨나는 것일까?

미국의 유명한 사회학자 배리 글래스너(Barry Glassner)는 이렇게 말했다.

"공포를 조장함으로써 정치가는 유권자에게 자신을 팔고, 텔레비전이나 뉴스, 잡지는 시청자와 독자에게 자신들을 팔며, 권리보호단체는 입회를 권유하고, 돌팔이 의사는 치료를, 변호사는 집단소송을, 기업은 상품을 판다."

공포심을 조장하는 것은 사람을 움직이는 가장 강력한 방법이다. 특히 현대는 사람이 움직이면 돈도 움직이는 소비사회다.

현대의 많은 건강정보는 불안을 조장하는 것들뿐이다. "고기를 먹으면 암에 걸린다", "콜레스테롤이 늘어나면 심근경색이나 뇌경색에 걸려 수명이 줄어든다"는 것도 그런 예들 중 하나다.

또한, "병에 걸리면 의료비는 이 정도 든다", "노후를 걱정 없이 보내려면 이 정도의 저축이 필요하다"는 것도 은행이나 보험회사가 이용하는 마케팅 수단이다.

세포 단위에서부터
건강수명을 늘리는 방법

50세가 넘고, 기력과 체력, 외형 등에서 노화가 느껴지며, 미래에 대한 불안이 강해지는 시기부터 건강에 대한 관심은 점차 커진다. 그런 불안한 심리 때문에 잘못된 행동을 하지 않으려면 올바른 지식을 가져야 한다.

WHO(세계보건기구)에서는 2000년에 평균수명에서 돌봄이 필요한 상태가 되는 기간을 뺀 연수를 '건강수명'으로 제창했다. 고령화가 급속히 진행되는 가운데 단순히 수명을 늘리기만 하는 것이 아니라, 건강수명을 얼마나 늘릴 것인가가 세계적인 과제가 되고 있다.

최근의 연구에 따르면 건강장수의 비결은 병을 일으키는 위험 유전자에 의해 결정되는 것이 아니라, 매일의 생활습관이 쌓여서 이루어지는 것이라고 한다.

인지증의 정도를 조사하는 인지기능 검사(CDR)에서도 콜레스테롤 수치와 혈압은 적당히 높은 편이 양호한 수치를 보인다고 밝혀졌다. 콜레스테롤이 뇌세포의 막을 튼튼하게 유지시켜 인지증을 예방해주기 때문이라고 생각할 수 있다.

거듭 말하지만, 고기를 잘 먹는 식생활은 세포 단위에서부터 건강한 몸을 만들고 '건강수명'을 늘리기 위해 꼭 필요하다.

50세부터 실천하는 건강장수의 비법

❶ 소박한 식사에 얽매이지 말자

몸이 필요로 하는 영양소를 충분히 공급하지 못하면 수명은 줄어든다. 고기를 끊고 채식을 하면 몸의 저항력이 단번에 떨어져서 수명을 단축시킬 수 있다는 걸 기억하자.

❷ 50세가 넘으면 대사증후군은 무의미하다

고기는 적극적으로 먹어야 한다. 단, 조건이 있다. 바로 '50세가 넘으면'이다. 젊었을 때 대사증후군의 몸을 갖게 되면 생명이 단축된다. 하지만 50세가 넘으면 고기를 필요로 하는 몸이 되기 때문에 건강하게 장수하기 위해 반드시 고기를 먹어야 한다.

❸ 고기의 힘으로 생활습관병을 이기자

백세장수에 대한 역학조사를 살펴보면, 건강하게 장수하려면

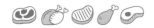

고기 등의 '동물성 단백질'이 필요하다는 걸 알 수 있다. 백세장수자들은 고기와 달걀, 생선, 유제품 등의 동물성 식품을 다른 고령자들의 평균보다 더 많이 섭취하고 있었다. 결국 잘 먹어서 영양상태가 좋은 고령자가 장수한다.

❹ 콜레스테롤과 혈압은 조금 높은 편이 좋다

많은 사람들이 콜레스테롤이 건강에 좋지 않다고 오해하지만, 사실 콜레스테롤은 50세가 넘은 사람에게 가장 필요한 영양소다. 최근 연구에서 '동맥경화의 직접적인 원인은 콜레스테롤이 아니다'는 것, '오히려 콜레스테롤 수치가 조금 높은 사람이 사망률이 낮다'는 것이 밝혀졌다.

❺ 콜레스테롤을 무서워하지 말자

좋은 콜레스테롤인 HDL콜레스테롤이 중요한 것은 당연하고, 나쁘다고 불리는 LDL콜레스테롤도 몸의 기능을 유지하려면 반드시 필요하다. "나쁜 콜레스테롤을 줄이자"는 말에 너무 과민

하게 반응할 필요가 없다. LDL콜레스테롤이 부족하면 세포막의
재료를 몸의 각 부분에 전달하지 못해서 튼튼한 세포를 생성할
수 없으며, 금세 건강을 잃게 된다. 자연히 LDL콜레스테롤이 부
족하면 수명은 줄어든다.

⑥ '일주일에 두 번' 스테이크를 먹자

혈청알부민은 생명을 유지하는 데 중요한 단백질이라고 할 수
있다. 우리 몸에서 혈청알부민이 줄어들면 절대 안 된다. 혈청
알부민의 수치는 식사 중의 단백질 양에 민감하게 반응한다. 따
라서 혈청알부민을 늘리면서 체내환경을 건강하게 유지하려면
'일주일에 두 번' 스테이크를 먹는 것이 좋다.

⑦ 햄버거보다는 스테이크를 먹자

스테이크는 '씹는 맛'이 있다. 고기는 칼로리가 높은 식품인
데, 꼭꼭 씹어서 먹으면 그 자체로 운동이 돼 에너지를 소모한
다. 또한, 같은 고기 요리라도 꼭꼭 씹어 먹어야 하는 스테이크
가 식사유도성 열생산이 더 크다. 그리고 스테이크의 부위는 그

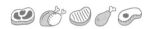

때그때 먹고 싶은 것을 고르면 된다.

❽ 고기의 성분이 암세포와 싸우는 재료가 된다

암에 걸리면 식이요법에 많은 신경을 쓰게 된다. 이때 많은 분들이 '육식을 끊는' 요법을 시작한다. 하지만 고기를 섭취하지 않으면 몸은 눈에 띄게 야위어질 수밖에 없다. 몸의 저항력이 떨어져 암과 싸울 체력마저 빼앗기게 된다. 따라서, 암을 치료하려면 오히려 좋은 고기를 맛있게 먹어야 한다. 고기를 먹으면 세포도 유전자도 튼튼해진다.

❾ 고기를 잘 씹어 먹으면 치매 예방에도 좋다

50세가 넘으면 일주일에 두 번씩 스테이크를 먹는 것이 약을 멀리하고 건강하게 장수하는 중요한 방법이다. 인지증의 정도를 조사하는 인지기능 검사에서도 콜레스테롤 수치와 혈압은 적당히 높은 편이 양호한 수치를 보인다고 밝혀졌다. 콜레스테롤이 뇌세포의 막을 튼튼하게 유지시켜 인지증을 예방해주기 때문이다.

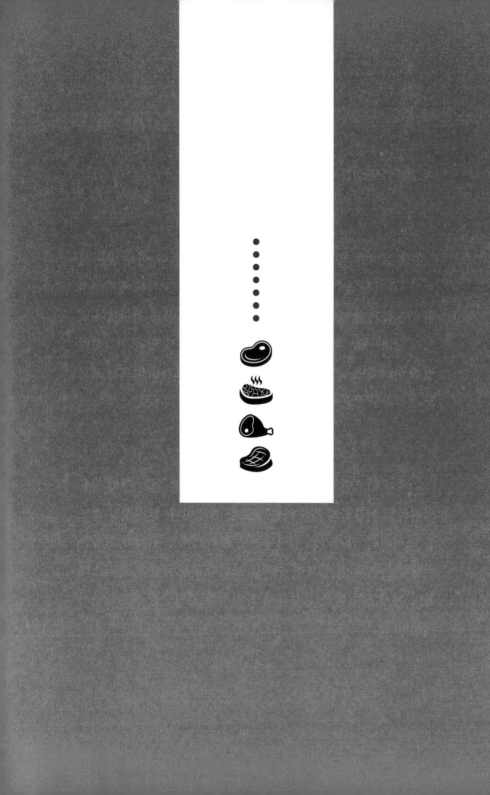

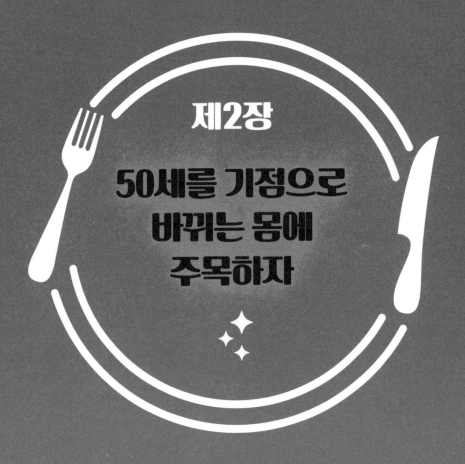

제2장

50세를 기점으로
바뀌는 몸에
주목하자

2017년, 우리나라 65세 이상 고령자는 평소 자신의 건강상태
에 대해 "건강하다"고 생각하는 비율이 37.0%, "건강이 나쁘
다"고 생각하는 비율이 39.7%였다. 주관적 건강상태를 부정
적으로 평가하는 비율이 2.7%p 더 높았다.

한편, 자신이 평소 "건강하다"고 평가하는 비율은 65세 이상
남자(45.3%)가 여자(30.8%)보다 상대적으로 14.5%p 높았다.

_통계청

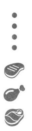

01 ─── 50세의 몸 관리가 건강장수의 갈림길

50세가 넘으면
암, 심근경색, 당뇨병이 늘어나는 이유

50세가 넘으면 백미처럼 하얗게 정제된 주식은 먹지 않는 편이 좋다. 왜 50세를 기점으로 당질을 줄여야만 하는 것일까?

우리 몸의 세포를 엔진에 빗대어 설명하면, 2개의 에너지 생성계를 실은 하이브리드 엔진으로 움직이고 있기 때문이다. 바로 '해당(解糖) 엔진'과 '미토콘드리아 엔진'이다. 각 엔진의 원리를 알려면 인류의 진화 과정을 되돌아볼 필요가 있다.

지금으로부터 약 40억 년 전, 산소가 없는 지구에 생물이 탄생했다. 이때의 생물은 당을 원료로 '해당'이라는 화학반응을 이용해 에너지를 생성했다. 이것이 에너지의 원시적인 생성방법이라고 할 수 있는 '해당 엔진'이다.

원핵생물(가장 원시적인 단세포 생물)은 이산화탄소를 들이마시고 산소를 계속 배출했다. 그로 인해 지구상에 산소가 축적됐다. 그 환경에서 생물은 산소를 이용해 진화하기에 이르렀다. 원핵세포는 자신의 세포 내에 산소를 좋아하는 세균인 알파프로테오세균을 끌어들인다. 이것이 '미토콘드리아'의 원형이 된다. 이렇게 탄생한 것이 바로 진핵세포다.

진핵생물(세포에 막으로 싸인 핵을 가진 생물)은 미토콘드리아를 가졌기 때문에 산소를 연소시켜 효율적으로 에너지를 생성할 수 있는 방법을 획득했고, 지구상의 생물은 큰 전환기를 맞이한다. 생물은 다양하게 복잡한 진화를 보였고, 인간으로 이어지는 동물세포가 만들어졌다. 이런 생물의 진화 과정으로 인간은 2개의 에너지 생성계를 가지게 된 것이다.

해당 엔진과 미토콘드리아 엔진은 서로 연계해 움직인다.

에너지 수요가 발생하면 먼저 움직이는 것이 해당 엔진이다. 혈액 중의 포도당을 이용해 순간적으로 에너지를 만든다.

젊을 때는 해당 엔진이 잘 움직인다. 순발력이 뛰어난 엔진이어서 젊은 사람의 기민한 움직임이나 격렬한 운동을 지지하는 힘이 있다. 그러니 젊고 활동량이 많은 사람은 당질이 많은 음식을 섭취해도 체내에서 잘 소화할 수 있다.

몸의 변화에 맞춰
식사법을 바꾸자

50세가 돼 갱년기에 접어들어서도 당질이 많은 식사를 계속하면 문제가 생긴다.

갱년기가 되면 체세포가 쇠약해지거나 호르몬의 분비량이 줄어들면서 대사의 힘이 조금씩 떨어진다. 해당 엔진이 활발한 젊은 시절에는 혈중의 당을 재빨리 에너지로 바꿨지만, 나이가 들면 당을 잘 소비하지 못한다.

그런데도 활동량이 많았던 젊은 시절과 똑같은 양의 당질이 포함된 식사를 하면 소비하지 못한 당 때문에 혈당치가 계속 올라간다. 이렇게 고혈당 상태가 계속되면 당뇨병에 걸리고, 당이 지방으로 바뀌어 축적되면서 살이 찐다.

나아가 고혈당 상태가 계속되면서 '당화'라고 불리는 현상이 일어나 세포 내의 여러 반응으로 인해 활성산소가 발생한다. 이런 체내의 당화와 산화 스트레스로 동맥경화가 생기고, 심근경색이나 뇌경색, 암, 알츠하이머 등 많은 질병이 생기는 것이다.

이에 비해 미토콘드리아 엔진은 해당 엔진보다 반응은 느리지만, 산소를 이용해 효율적으로 큰 에너지를 생산할 수 있다. 해당 엔진은 포도당 1분자로부터 ATP(Adenosine Tri-Phosphate, 생명체를 가동시키는 에너지원)를 2개밖에 못 만들지만, 미토콘드리아 엔진은 포도당 1분자에서 36개의 ATP를 만들 수 있다.

또한, 체내의 포도당이 줄어들면 간의 미토콘드리아에서 지방산을 원료로 '케톤체'라는 물질이 만들어진다. 이것은 포도당의 대체에너지원으로 이용할 수 있다. 케톤체가 만들어지는 체질이 되면 다이어트나 당뇨병 예방뿐만 아니라, 암과 치매를 예방하는 효과도 기대할 수 있다.

즉, 젊고 활동이 활발할 때는 해당 엔진을 주로 사용하는 것이 좋지만, 나이와 더불어 활동량과 대사량이 떨어지면 미토콘드리아 엔진을 주로 사용하는 것이 좋다.

당질을 필요 이상으로 섭취해서 해당 엔진만 작용하면 몸은 당질을 집요하게 원하게 된다. 왜냐하면 쓰이지 않는 미토콘드리아의 수는 점차 줄어들고, 혈당치는 높아지며 과도한 당질은 지방이 되기 때문이다.

　그러니 50세부터 해당 엔진의 재료가 되는 당질의 섭취를 최대한 줄여서 미토콘드리아 엔진을 주로 움직여야 한다. 이것이 50세가 넘으면 주식을 자제해야 하는 이유다.

02 ——

당질을 끊으면
고기를 먹어도 살이 찌지 않는다

날씬한 사람이 젊어 보이는 비결은
장수유전자에 있다

50세부터 젊음을 유지하고 건강하게 장수하기 위해 중요한 것은 '미토콘드리아 엔진'을 원활하게 움직이는 생활을 하는 것이다.

미토콘드리아는 지구가 따뜻하고 산소가 많은 환경이 된 후에 생긴 기관이다. 따라서 몸을 '고체온', '고산소', '저당질'의 상태로 유지하는 것이 미토콘드리아를 활성화시키는 방법이고, 결국 약을 멀리하고 건강한 몸으로 젊게 사는 비법이 된다.

"당질을 섭취하지 않으면 몸을 움직일 에너지가 부족하지 않을까요?"

이런 질문을 자주 받는데, 걱정할 필요는 없다. 불필요한 당질이 몸에 들어오지 않으면 몸도 부담이 줄어드는 고마운 일이다. 쓸데없는 당질이 몸에 들어오지 않으면 미토콘드리아는 지방을 연소시켜 에너지를 생성한다. 고기 등의 식품에 들어 있는 지방과 허리둘레에 붙은 군살을 잘 연소시켜 에너지로 변환한다.

따라서 당질을 제한한 식생활을 하면 몸에 붙은 불필요한 지방이 줄어들어 체중이 빠진다. 스테이크 등의 고지방식을 먹어도 군살이 생기지 않는다. 일주일에 두 번씩 스테이크를 먹더라도 비만이던 사람이 날씬해진다. 그러면서 장수유전자 '시르투인'이 가동한다.

시르투인은 비만인 몸에서는 잠들어 있지만, 적정 체중인 몸에서는 깨어난다고 알려져 있다. 비만인 사람이 나이보다 늙어 보이고, 날씬한 사람이 젊어 보이는 것은 단지 체형의 차이뿐만 아니라 시르투인이 깨어 있느냐, 잠들어 있느냐의 차이도 있다.

시르투인은 미토콘드리아의 합성에 필요한 유전자를 활성화시키는 작용을 한다. 세포 내의 미토콘드리아 수가 늘어나면 더 효율적으로 에너지대사가 촉진된다.

결국 시르투인을 깨우면 젊음이 되살아나는 이유가 미토콘드리아의 작용 때문이었다.

50세 이후의 올바른 당질 섭취법

50세가 넘었다고 해서 당질로 움직이는 해당 엔진이 전혀 필요없어지는 것은 아니다. 미토콘드리아 엔진은 지구력이 뛰어난 에너지 생성계지만, 움직이기까지 시간이 걸린다. 이렇게 천천히 움직이는 미토콘드리아 엔진에 시동을 거는 것이 해당 엔진이다.

남성의 정자도 해당 엔진에서 만들어진다. 남성의 정소 기능은 대개 50세면 기능을 상실하는데, 노력에 따라서는 70세에도 아이를 만들 수 있다. 여기서 노력이란 목욕을 할 때 고환에 냉수를 가득 뿌려주는 방법인 '금냉법(金冷法)'을 말한다. 이 방법을 통해 정자가 늘어나는 것은 정자가 해당 엔진의 에너지를 사용해 만들어지기 때문이다. 해당 엔진은 저체온에서 잘 작동한다.

50세 이후의 당질 섭취법은 희게 정제된 곡류와 설탕, 과자류 등을 자제하는 것이다. 채소류에 들어 있는 당질은 그리 걱정하지 않아도 된다. 그 정도의 당질은 미토콘드리아 엔진의 작용을 방해하지 않는다.

또한, 채소류에 포함된 당질 중에는 올리고당이나 당알코올이 있다. 올리고당이나 당알코올은 장내세균이 아주 좋아하는 것이다. 채소류를 통해 이것들을 매일 섭취해두면 장내세균의 수가 늘어난다고 알려져 있다.

그리고 하나 더! '식사는 즐겁게' 하는 것이 장수식의 최대 비결이다. 지금까지 하루 세 번, 흰 쌀밥을 먹던 사람이 갑자기 밥을 끊으면 스트레스가 쌓일 수 있다.

나 역시 예전에는 밥, 빵, 면류, 단 음식을 아주 좋아했다. 좋아하는 것을 '건강을 위해서'라는 명목으로 그저 참기만 하려니 스트레스가 쌓였다. 그래서 '나만의 즐거움'을 남겨 두었는데, 점심에만 오곡미를 작은 공기에 담아 한 그릇 먹었다. 오곡미는 식이섬유와 미네랄, 비타민도 풍부해서 활성산소의 해를 크게 줄일 수 있다. 주식을 먹고 싶을 때는 통곡물을 골라서 먹으면 좋다.

03 ——

평생 현역으로 살기 위한
노하우

**평생 현역으로 사는
비결은 무엇일까?**

사람이 자기다움을 잃지 않고 계속해서 빛나려면 '성호르몬'이 필요하다. 성호르몬은 남녀가 만나고 결혼해서 자녀를 낳기 위해서만 필요한 것이 아니다. 생식기가 끝난 후에도 장수하기 위해 꼭 필요한 것이 바로 성호르몬이다.

그리고 성호르몬의 원활한 분비에는 고기가 필요하다. 성호르몬의 재료가 콜레스테롤이기 때문이다. 왜 사람은 생식능력을 잃은 후에도 성호르몬이 필요할까?

이 이야기를 하기 전에 나의 아버지를 사례로 들어보자.

아버지는 거의 90세가 될 때까지 현역 의사로 일하셨다. 가족은 뒷전이고 본인이 하고 싶은 대로 사셨던 분이다. 내가 의사가 된 것도 '아버지처럼 원하는 대로 사는 게 의사라면 나도 해보고 싶다'라고 생각했기 때문이다.

아버지는 70세까지 결핵요양소의 소장을 맡았는데, 일을 하는 시간보다 놀기를 더 좋아하셨다. 요양소의 부지에 코트를 만들어 테니스를 치거나 방화용으로 물을 모아둔 곳에 수영장을 만들어서 헤엄을 치곤 하셨다.

하지만 아버지는 환자에게만은 늘 열심이셨다. 돈이 있고 없고를 떠나서 열심히, 게다가 즐겁게 환자를 대하셨다. 매일 좋아하는 일을 즐겁게 하는 아버지는 나이가 들어도 활기차셨다.

정형외과의사가 된 동생은 전국체전에 나갈 정도로 뛰어난 테니스 실력을 가졌는데, 아버지는 60세가 될 때까지 동생과 막상막하의 경기를 펼치셨다.

아버지는 70세에 결핵요양소의 소장직을 그만두고 마을 진료소의 의사가 되셨다. 그리고 80세가 훌쩍 넘었을 때 시즈오카 현 내에 있는 노인병원의 고용의가 되셨다.

몇 년 후, 병원 사무장이 나를 불러 말했다.

"의사인지 환자인지 모르겠으니, 이제 모셔가는 게 좋겠습니다."

아버지는 약간의 인지증과 가벼운 당뇨병에 걸리신 상황이었다. 그렇게 집으로 모신 지 1년 후쯤 돌아가셨다.

나는 "아버지가 삶을 활기차게 살았던 에너지의 원동력이 무엇이었을까?"를 종종 생각해본다. 내가 얻은 답은 "하루하루를 즐기려고 하는 의욕이 고갈되지 않았기 때문"이라는 것이다. 그리고 이 의욕을 유지시키는 것이 바로 '성호르몬'이다.

진취적으로 살고자 하는 의욕을 만드는 성호르몬

최근 나이와 더불어 찾아오는 신체의 노화를 완화시키고, 건강과 젊음을 유지하는 '안티에이징(항노화)'이 주목받고 있다. 젊은 사람들은 젊음과 아름다움을 유지하고, 50세가 넘은 사람은 건강하게 장수하기 위한 방법에 대해 생각하는 것이다. 하지만 현재 안티에이징 열풍을 보면 과도한 기대나 과대평가도 있는 것 같다.

진정한 안티에이징은 좀 더 심플하다. 그 핵심은 '성호르몬'이다. 성호르몬은 남성스러움, 여성스러움을 만드는 호르몬이다.

생식기가 발달한 시기에는 사람도 생물의 일종으로서, 성호르몬이 끊임없이 분비된다. 그런데 생식능력을 상실한 후에도 건강하게 인생을 살기 위해 성호르몬이 꼭 필요하다. 몸과 마음의 건강과 "즐겁다", "좋다"라고 느끼는 진취적인 의욕은 성호르몬이 만들어주는 것이기 때문이다. 이런 성호르몬의 재료가 되는 것이 고기와 달걀 등의 콜레스테롤이다.

아버지는 고기, 달걀, 채소 등 무엇이든 잘 드셨기 때문에 돌아가실 때까지 성호르몬이 끊이지 않았다. 덕분에 평생 현역의 인생을 마음껏 즐기셨다.

04 ──────

갱년기장애를
극복하기 위한 노력

집중력 저하에도
주의가 필요하다

50세 이후에도 계속 젊게 사는 비결은 성호르몬이 고갈되지 않도록 하는 것이다. 그런데 사람도 생물의 일종이다.

생식능력을 상실하면 성호르몬의 분비량이 급격히 줄어들게 된다. 그 시기는 개인차가 있지만 대개 50세 전후다.

동물의 경우는 생식능력을 잃으면 죽음을 맞이하지만 인간은 그 후로도 오랜 세월을 살아간다. 긴 세월을 나답고 건강하게 살려면 성호르몬을 적극적으로 분비시켜야 한다. 성호르몬이 줄어드는 대로 그냥 내버려두면 건강장수를 실현할 수 없다.

"50세가 넘으면 일주일에 두 번 스테이크를 드세요."

내가 이렇게 역설하는 데는 성호르몬의 분비량을 의도적으로 늘리기 위한 목적도 있다. 성호르몬이 급격히 줄어들면 '갱년기장애'가 찾아온다.

50세부터 갱년기장애로 고민하는 분들이 상당히 많다. 여성의 갱년기장애는 잘 알려져 있는데, 사실 남성도 갱년기장애를 겪는다. 남성의 갱년기장애에 대해서 의학적으로 100년 전부터 보고가 됐지만, 최근에 와서야 주목을 받기 시작했다.

그동안 이유를 알 수 없는 신체의 여러 증상으로 인해 고생하는 남성이 많았을 것이다. 현재는 남성의 갱년기장애를 치료하는 의료기관도 생겨났다.

남성호르몬은 남성으로서 활기차게 살게 해주는 원천이다. 근육과 뼈를 만드는 작용을 하며, 성욕과 성기능에도 영향을 준다. 남성적인 사고회로에도 영향을 준다. 남성을 남성답게 만드는 것이 남성호르몬인 셈이다.

남성호르몬의 분비량은 20대를 정점으로 서서히 줄어든다. 일반적으로는 1년에 1~2퍼센트의 비율로 남성호르몬이 줄어든다고 한다. 이에 대해 아무런 노력도 하지 않으면 50대에 분비량이 크게 줄어든다.

다만 남성호르몬의 경우, 서서히 줄어드는 경향이 강하므로 여성처럼 심신에 급격한 변화가 찾아오는 것은 아니다. 그래서 스스로 갱년기장애라는 것을 알아차리기 어렵다. 만약 "의욕이 없다", "피로가 풀리지 않는다", "기분이 쉽게 가라앉는다"는 등의 권태감, 불안, 집중력 저하 등의 증상이 나타난다면 갱년기장애를 의심해볼 필요가 있다.

남성호르몬이 부족하면
남성도 갱년기장애가 온다

내 주변에도 갱년기장애로 고생한 친구가 있다. 그 친구는 처음에 원인을 몰라서 꽤 고민을 많이 했다. "잠을 깊이 못 자고, 피로가 전혀 풀리지 않는다"라며 내게 상담을 하러 온 건 그가 54세일 때였다.

또, 한 회사의 부사장으로 일하던 다른 친구는 50세부터 우울 상태가 이어지더니 온화했던 성격이 거짓말처럼 비뚤어지기 시작했다.

두 사람 모두 불안한 마음에 두근거림이 심하고, 숨이 차고, 소변을 시원하게 보지 못한다는 증상을 자각하고 있었다. 부인과의 성생활에 대해서는 "전혀 없어. 성욕이 생기지 않아"라고 말했다.

회사 부사장인 친구는 어느 날 아침 눈을 떴는데 몸이 움직이지 않았다고 한다. 이를 계기로 회사에 장기휴가를 내고 정신과를 다니기 시작했다.

나는 두 사람에게 비뇨기과를 소개하고 혈액검사를 받도록 했다. 검사 결과, 두 사람의 남성호르몬 수치는 80세 남성 정도로 나왔다. 갱년기장애라는 진단을 받은 두 사람이 "남자도 갱년기장애가 오는 거냐?"라며 한탄하던 모습이 지금도 생생하다.

마음이 답답하고 불편한 증상이 강하고, 성기능이 저하하는 것이 남성 갱년기장애의 특징이다. 특히 성욕의 감퇴나 발기장애는 남성 갱년기장애의 주된 증상이다. 또한, 대사기능이 저하하므로 내장지방이 증가해 허리둘레가 늘어나는 경우도 자주 보인다.

최근에는 남성호르몬 보충요법도 이루어지고 있는데, 우선은 일상생활 속에서 남성호르몬 분비를 촉진시키려는 노력이 중요하다.

성호르몬을 늘리려면 육식이 필수다. 기분을 전환하고 싶은 날이나 의욕을 향상시키고자 하는 날에는 스테이크를 꼭꼭 씹어 먹어보자.

05 ─────
활기찬 생활을 위해
성호르몬의 분비를 촉진한다

남성은 근육을 늘리고,
여성은 대두를 먹자

나는 70세가 넘어서면서 명예나 사회적 지위에 대한 욕심이 없어졌다. 다만, 나이가 들수록 건강하고 성적으로도 충실하고, 평생 현역으로 천수를 누리다가 고통 없이 죽음을 맞이하고 싶은 바람이 커질 뿐이다. 모두가 똑같은 마음일 것이다.

그런 바람을 이루기 위해서라도 우리는 성호르몬의 분비량을 유지하는 데 적극적으로 나서야 한다. 50세가 넘으면 생식기능이 현저히 떨어지게 되고, 성호르몬의 분비능력이 약해지므로 콜레스테롤을 외부에서 넣어줘야 한다.

성호르몬의 분비를 촉진하기 위해서는 어떻게 해야 할까?

남성호르몬은 생식기 이외에 근육에서도 만들어진다. 남성은 근육량을 늘리면서 남성호르몬의 분비를 촉진할 수 있다. 근육을 만들려면 양질의 단백질이 필요하고, 이때 단백질이 풍부한 식품인 고기가 제격이다.

단백질은 혈액이나 근육 등을 만드는 몸의 주요 성분이며, 체중의 5분의 1을 차지하고 있다. 몸을 움직이는 에너지가 될 뿐만 아니라 세포의 주재료이기도 하다. 게다가 세포의 핵에 들어 있는 유전자도 단백질로 만들어져 있다.

그래서 젊음을 유지하기 위해 필요한 두 가지 중요한 영양소인 '콜레스테롤'과 '단백질'이 풍부하게 함유된 식품인 고기를 먹어야 한다.

한편, 여성이 여성호르몬의 양을 늘리려면 고기 이외에 대두제품을 충분히 섭취하면 효과적이다. 여성호르몬에는 몇 가지 종류가 있는데, 여성이 젊음을 유지하기 위해 가장 중요한 것은 난포호르몬(에스트로겐)이다. 난포호르몬은 폐경으로 난소기능이 저하하면 급격히 분비량이 줄어든다. 이 호르몬 균형의 이상으로 인해 여성의 갱년기장애가 생기는 것이다.

유방암을 예방하는
이소플라본을 주목하자

대두제품에는 '이소플라본'이라는 영양소가 들어 있다. 이소플라본은 에스트로겐과 분자구조가 비슷하며 에스트로겐의 작용을 일부 대신해준다. 그래서 에스트로겐 분비량의 감소는 이소플라본을 섭취해 보충할 수 있다. 게다가 평소에 대두제품을 잘 섭취한 여성은 유방암에도 잘 걸리지 않는다고 알려져 있다.

이소플라본은 하루에 얼마나 섭취해야 될까? 식품안전위원회의 보고에 따르면 이소플라본을 하루에 75mg 정도 섭취하면 좋다고 한다. 식품으로 따지면 두부는 한 모, 낫토는 2팩, 두유라면 200mℓ짜리 2개 정도의 양이다.

그런데 실제로 하루 평균 섭취량은 30mg 정도라고 하므로, 현재 먹는 대두제품의 배에 달하는 양을 매일 섭취하는 것이 좋다.

이소플라본의 건강효과가 주목을 받자, 이것을 건강보조제나

음료로 만든 상품도 많이 판매되기 시작했다. 하지만 이소플라본은 식사를 통해 섭취하는 것이 가장 바람직하다. 너무 많이 섭취하면 혈중호르몬량이 깨지면서 생리주기에도 영향을 줄 수 있고, 자궁내막증을 일으키는 등 부작용도 생기기 쉽다.

이소플라본의 섭취량을 늘리는 것은 건강보조제 등에 의존하지 않아도 그리 어렵지 않다. 매일 식사를 할 때 된장국에 두부를 넣고, 매일 아침에 낫토를 한 팩씩 먹고, 간식시간에 두유를 한 팩 마시면 충분하다. 그것만으로도 여성은 젊음을 유지할 수 있다.

대두를 먹으면 중성지방이 줄어들고, 동맥경화가 예방된다

"대두는 밭에서 나는 소고기다. 대두를 먹으면 단백질을 섭취할 수 있으니 고기는 필요없다."

이렇게 말하는 사람도 있다. 하지만, 대두 등의 식물성 단백질을 섭취하는 것만으로도 장수할 수 있을까? 고기만으로 장수할 수 없는 것처럼, 대두 역시 다른 식품과 조화를 이뤄 섭취해야 장수에 도움이 된다.

제2차 대전 이후 일본은 세계 제일의 장수국가가 됐다. 가장 큰 이유는 일상적으로 고기를 먹게 된 데 있다. 이것은 50세가 넘은 사람의 몸이 고기를 필요로 한다는 것을 의미한다.

단, 고기만 먹는다고 장수할 수 있는 것은 아니다. 고기와 달걀, 생선 등의 동물성 단백질도 중요하지만, 대두 등의 식물성 단백질도 중요하기 때문이다.

일본인이 장수하게 된 것은 원래 식물성 단백질을 일상적으로 먹는 습관이 있었는데, 여기에 고기와 달걀 등의 동물성 단백질을 섭취하는 습관이 더해진 덕분이라고 생각된다. 일본인의 장수는 '동물성 단백질'과 '식물성 단백질'의 균형적인 섭취가 기틀을 이룬 셈이다.

고기에는 없는 대두제품의 장점은 무엇일까?

나이가 들면서 생기는 고민거리 중 하나가 바로 나잇살이다. 배 둘레의 두둑한 살은 대부분이 중성지방이다. 그런데 대두의 단백질을 섭취하면 중성지방이 줄어든다고 알려져 있다.

한편, 혈중 중성지방의 양이 늘어나면 HDL콜레스테롤이 감소하고 LDL콜레스테롤이 불필요하게 늘어나는 불균형이 일어난다. 이때 대두제품을 먹고 중성지방을 줄이면 불균형을 바로잡을 수 있다.

중성지방을 줄이는 작용을 가진 것은 대두의 단백질에 들어 있는 '베타콘글리시닌'이라는 물질이다. 베타콘글리시닌은 중성지방이 간에서 에너지로 변환되고 체내에서 소비되도록 촉진하는 작용을 한다. 또한, 소장이 여분의 지방을 흡수하는 것을 억제하는 작용도 있다.

베타콘글리시닌은 다이어트 효과가 뛰어난 단백질이다. 게다가 대두 단백질은 여분의 콜레스테롤을 소화액인 담즙산과 함께 감싸서 몸 밖으로 배설하는 작용도 한다.

대두의 건강효과는 또 있다. 대두에는 비타민E와 이소플라본 등의 항산화물질이 들어 있다. 항산화물질이란 활성산소를 무독화시키는 물질을 말한다. 앞서 활성산소가 동맥경화나 암을 일으키는 원인이 된다고 했는데, 대두에는 동맥경화와 암을 예방하는 효과가 있다.

즉, 50세가 넘으면 안티에이징을 위해서 고기도 먹고, 대두제품도 빼놓지 않고 먹어야 한다. 어느 하나를 먹으면 충분하다고 생각하지는 말자. 둘은 서로에게 부족한 부분을 보완하는 관계다.

06 ___ 장내세균을 나쁜 균에서 좋은 균으로 바꾸는 식이섬유

장이 좋아하는 음식과
싫어하는 음식

'장'은 건강한 장수를 위해 아주 중요한 기관이다. 장이 좋아하는 음식은 무엇일까? 장이 좋아하고 장을 건강하게 만드는 음식은 식이섬유를 풍부하게 함유한 식물성 식품과 발효식품이다. 또한, 신선한 생수도 아주 좋아한다.

그러면 반대로, 장이 싫어하는 음식은 무엇일까? 실은 그중 하나가 바로 고기다.

장에는 100조 개, 200종류 이상의 장내세균이 살고 있다. 일반적으로는 장내세균의 작용에 따라 '좋은 균', '나쁜 균', '중간균'이라는 세 가지로 분류된다. 이 호칭에 대해 다른 견해를 갖고 있지만, 여기서는 편의상 그대로 사용하겠다.

좋은 균과 나쁜 균은 장내에서 서로 버티고 대항하며 존재하고 있어서, 나쁜 균이 너무 늘어나면 좋은 균이 줄어든다. 중간균은 좋은 균이나 나쁜 균 중에서 우세한 쪽에 붙는 성질이 있다.

나쁜 균은 동물성 지방과 단백질을 아주 좋아한다. 기름기가 가득한 고기나 기름범벅의 튀김, 생크림이 잔뜩 발린 케이크, 기름진 고기가 들어간 라면 등을 먹으면 장 속에서 나쁜 균이 환호성을 지른다. 그런 음식을 먹으면 나쁜 균은 비정상적으로 번식해 황화수소나 아민 등의 독성물질을 만들어낸다.

나쁜 균이 만들어낸 독성물질은 활성산소를 발생시킨다. 그러니 나쁜 균이 많은 장에서는 활성산소가 충만하게 되는 것이다.

또한 나쁜 균이 내뿜는 독성물질은 장을 노화시킨다. 영향은 장에서만 그치지 않고, 신체 각 부분으로 흘러가 장기에 상처를 입히고 병을 일으키는 원인이 된다. 체내에 활성산소가 증가하면 동맥경화가 진행되고 암도 발생하기 쉬워진다.

게다가 미용에도 악영향을 준다. 얼굴 피부의 윤기는 장의 상태를 보여주는 거울과 같다. 젊을 때는 "눈, 코, 입이 얼마나 예쁘냐"가 아름다움을 결정했지만, 50세가 넘으면 "피부가 얼마나 젊게 빛나느냐"에 따라 아름다움이 결정된다.

장내에서 발생한 독성물질은 피부를 노화시키고, 주름과 기미를 늘리는 원인이 된다. 피부가 나이보다 더 늙어 보이는 사람은 장에 나쁜 균이 많다고 생각할 수 있다.

이처럼 나쁜 균의 비정상적인 번식은 장을 손상시키고, 몸 전체를 노화시키며, 질병을 일으키는 원인이 된다. 이런 이유 때문에 장은 고지방의 고기가 자주 들어오는 것을 반기지 않는다.

장내 균형을 어지럽히지 않는 고기 섭취법

장이 고기를 반기지 않는다고 해도 고기를 먹지 않으면 장수할 수가 없다. 따라서 고기를 먹고도 장내 균형을 어지럽히지 않는 섭취법을 찾아내야 한다. 그것이 바로 50세 이상인 분들에게 일주일에 두 번의 스테이크를 권하는 이유다.

일주일에 두 번은 사흘에 한 번 꼴이다. 사흘에 한 번 정도 먹는 스테이크는 장내 균형을 어지럽히지 않고, 장에 나쁜 균이 우세하게 만들지 않는 최적의 간격이다.

그리고 스테이크는 반드시 식이섬유가 함유된 다량의 채소와 함께 먹는다. 식이섬유는 좋은 균이 아주 좋아하는 것인데 나쁜 균도 좋아한다. 나쁜 균이 고지방식을 먹으면 몸에 나쁜 짓을 하지만, 식이섬유를 먹으면 착해진다고 알려져 있다. 사람의 체질이 먹는 음식에 따라 달라지듯이 나쁜 균의 성질도 먹이에 따라 달라지는 것이다.

나쁜 균이 식이섬유를 먹으면 비정상적으로 번식하지 않고, 독소도 발생시키지 않는다. 게다가 숙주(宿主)에게 좋은 일을 많이 해준다. 장에 병원균이 침입했을 때 적을 물리치기 위해 제일 먼저 움직이는 것이 바로 대장균 등의 나쁜 균이다.

또한, 대장균은 식이섬유를 먹잇감으로 삼아 비타민류를 합성한다. 비타민류는 숙주의 몸과 마음을 건강하게 하는 데 반드시 필요한 영양소다.

즉, 일주일에 두 번의 스테이크를 먹어도 식이섬유를 함께 잘 섭취하면 나쁜 균을 걱정할 필요가 없고 장에 나쁘지도 않다.

스테이크와 밥은
최악의 조합이다

탄수화물을
끊어야 하는 진짜 이유

장이 싫어하는 음식은 또 있다. 바로 당질이 많이 함유된 식품
이다. 당질이라고 하면 설탕을 떠올릴 수도 있지만, 그것만 있는
것이 아니다. 우리가 평소 먹는 밥이나 빵, 면류 등의 탄수화물에
도 당질이 많이 들어 있다. 감자나 고구마, 달콤한 과일도 그렇다.

이렇게 당질이 풍부한 식품 중에서 장이 특히 싫어하는 것은
하얗게 정제된 것으로, 흰 쌀밥이나 빵, 면류, 설탕 등이다.

우리의 식생활에 이미 익숙한 식품들이 왜 장에 부담을 주는 걸까?

우선 당질은 장에 직접적인 영양분이 되지 않기 때문이다. 소장에 영양분이 되는 것은 다시마나 치즈, 녹차, 표고버섯, 토마토, 어패류 등에 포함된 '글루타민산'이다. 글루타민산은 대부분이 소장점막에서 대사된다. 자신의 영양분으로 쓸 수 없는 당질이 장에 대량으로 들어오면 소장은 그것을 소화·흡수하는 데 전념해야 한다.

당질은 소장에서 소화되면 포도당이 된다. 포도당은 뇌가 아주 좋아하는 것이다. 장에 당질이 들어오면 뇌가 "빨리 포도당을 줘~"하고 요구한다. 장이 그 지령에 응답해 포도당의 소화·흡수를 서두르면 혈액 중의 포도당 양이 단숨에 올라간다.

혈당치란 혈액 중에 들어 있는 포도당의 농도를 말한다. 혈당치가 상승한 상태가 오랜 시간 계속되면 당뇨병이나 동맥경화, 비만이 될 위험이 커진다.

그래도 당질에 식이섬유가 붙어 있으면 그나마 낫다. 희게 정제해 식이섬유를 깨끗이 제거해버리면 장은 자신에게 아무런 득도 없는 것을 위해 열심히 일해야만 한다.

밥이나 과자류를 많이 먹었을 때 시큼한 맛이 올라오거나 속이 쓰리고 아팠던 적이 있을 것이다. 그것은 장이 당질의 소화·흡수 작업에 지쳤다는 신호다. 장의 활동이 둔해지면 장내 환경이 흐트러지고, 나쁜 균이 활동하기 쉬운 환경이 만들어진다.

혈당을 급상승시키는 식사와
그렇지 않은 식사

과도한 당질을 섭취하면 안 되는 이유가 또 있다.

최근에 '당화(糖化)'라는 현상이 주목을 받고 있다. 당화란 당질의 과도한 섭취로 인해 체내에 '최종당화산물(AGE, 당독소로 당과 단백질의 화합물)'이라는 나쁜 물질이 만들어지는 것을 말한다. 이 AGE는 몸의 노화를 앞당기고, 병을 초래하는 원인물질이라는 사실이 최근 연구에서도 밝혀졌다.

AGE가 몸에 해를 입히는 것은 단백질에 설탕을 바른 것처럼 끈적거리는 상태가 되기 때문이다. 혈관이나 조직에 들러붙어 몸 안에 쌓이면 동맥경화나 심근경색, 뇌경색, 골다공증, 백내장, 암 등의 질병을 일으킨다.

또한, 피부에서 AGE의 현상이 일어나면 주름이 생기고 피부가 늘어진다. 게다가 장이 당화되면 제 기능을 하지 못해 장내 균형이 깨지고 장도 노화가 진행된다.

젊고 건강한 몸을 유지하려면 AGE를 만들지 않는 식습관이 중요하다. AGE를 발생시키지 않으려면 어떻게 해야 할까?

AGE는 혈당치가 상승한 상태에 단백질이 들어오면 발생하기 쉬우므로, 혈당치가 급히 올라가지 않게 해야 한다.

희게 정제된 곡류를 먹을 때마다 몸 안에서는 AGE가 만들어진다. 그러므로 50세가 넘은 사람은 노화와 병을 막기 위해 주식이나 과자 등 당질이 많이 든 것은 피하는 편이 좋다.

스테이크를 먹을 때도 밥이나 빵은 자제해야 한다. 스테이크와 함께 밥이나 빵을 먹는 경우가 많은데, 혈당치가 급상승한 상황에 고기의 단백질을 넣는 것은 최악의 조합이다. 50세가 넘어 스테이크를 먹을 때는 주식을 빼야 한다.

08 —— 고기의 장단점을 제대로 알자

식욕을 돋우는 구이 냄새가
노화를 앞당긴다

질병과 노화를 예방하려면 체내에서 AGE가 늘어나는 것을 억제하는 일이 중요하다. 먼저 AGE가 생산되는 과정을 알아보자. AGE는 두 가지 과정을 통해 만들어진다.

첫 번째는 체내에서 만들어지는 유형이다.
혈액 중에 여분의 포도당이 많아지면 체내의 단백질과 결합하고, 체온에 의해 '당화'가 일어난다. 혈액에 포도당이 많으면 그만큼 AGE의 생산량도 많아지는 셈이다.

단, 체내에서 당화가 일어나도 빨리 개선하려고 애쓰면 단백질은 원래의 깨끗한 상태로 돌아간다. 그러려면 혈당치가 급상승하거나 혈당치가 장시간 상승해 있는 상태가 적어지도록 해야 한다.

서둘러 혈당치를 떨어뜨리면 원래의 깨끗한 단백질로 돌아가지만, 고혈당인 상태가 계속되면 당화현상은 계속 진행돼 독성이 높아지고 원래대로 돌아가지 않는다. 그렇게 생산된 AGE는 축적돼 몸을 점차 노화시킨다.

당뇨병에 걸리면 몸이 노화되기 쉽고, 신경장애, 망막증, 신부전 등의 합병증이 쉽게 발생하는 것은 고혈당의 상태가 AGE를 대량을 만들어 체내 환경에 악영향을 주는 탓도 있다.

두 번째는 외부에서 AGE를 들여오는 유형이다.

식품을 요리하면 살짝 누른 부분이 생기거나 연한 캐러멜 색을 띤다. 식욕을 돋우는 그 구이 냄새도 식품 내의 단백질과 당질의 가열로 인해 일어나는 AGE라고 할 수 있다.

갈색의 누른 부분이 생기는 식품은 우리 주위에 많다. 전병, 쿠키, 핫케이크, 도넛, 그라탱, 튀김, 돈까스, 닭꼬치, 생선구이, 데

리야끼 햄버거, 햄버거, 감자튀김, 만두, 소시지 구이 등 일상적으로 먹는 음식이 대부분이다.

그리고 스테이크 역시 AGE가 들어 있는 요리다. 음식물에 들어 있는 AGE의 대부분은 장이 정상적으로 기능할 경우 장내에서 분해되고 배설할 수 있다. 하지만 약 7퍼센트는 체내에 쌓인다. 이렇게 체내에 축적되는 분량을 얼마나 줄이느냐가 체내의 AGE를 늘리지 않는 데 핵심이 된다.

AGE는 일단 몸에 축적되면 좀처럼 줄일 수 없다. 축적된 양과 연수에 비례해 늘어난다. 그렇기 때문에 더더욱 매일의 식생활이 중요하다.

스테이크를 건강하게
즐기는 노하우

건강이란 '좋은 것들을 취하는 것'이다. 음식에는 좋은 면도 있고 그렇지 않은 면도 있다. 예를 들어, 아주 좋아하는 음식을 먹으면 행복해지면서 사는 기쁨을 느끼지만, 과식하면 장에 부담을 주고 장내 환경을 어지럽히게 된다.

고기도 마찬가지다. 적당히 잘 먹으면 건강장수에 도움이 되지만, 과식하면 AGE가 늘어나서 해가 될 뿐이다. 그렇다고 무조건 몸에 좋지 않은 면만 보고 먹지 않을 필요는 없다. 긍정적인 면과 부정적인 면을 확인한 후, "건강한 섭취법"을 찾는 것이야말로 진정한 의미의 '건강장수 식사법'이다.

일주일에 두 번 스테이크를 즐기려면 나머지 5일은 AGE가 나오지 않는 조리법을 쓰고자 노력하면 된다. 식품을 프라이팬이나 오븐으로 굽고 기름에 튀기면 AGE가 많아지지만, 찌거나 삶는 요리법을 사용하면 AGE의 발생량이 크게 줄어든다.

AGE가 많은 과자를 먹지 않는 것도 중요하다. 전병이나 기름을 이용해 만든 스낵과자, 굽고 달콤한 과자는 AGE가 많으므로 피한다.

또한, 스테이크의 굽기 정도에 대해서도 알고 있으면 좋다. 웰던(well-done, 고기를 충분히 구움)보다는 레어(rare, 고기를 표면만 살짝 구움)로 구우면 AGE는 줄어든다. 단, 식중독의 문제 등도 있으니 아주 신선한 고기만 레어로 먹을 수 있다. 그래서 나는 적당히 구운 미디엄(medium, 고기를 중간 정도로 구움)을 즐긴다.

09 ____ 할인 판매하는 고기를 사지 않는다

사람의 몸은 화학물질에 익숙하지 않다

육식을 거부하는 사람들이 내세우는 이유 중 하나는 가축을 사육할 때 사용하는 합성사료에 대한 문제도 있다.

현재 사육되고 있는 많은 가축은 합성사료를 먹는다. 합성사료에는 '성장호르몬제'나 '항생물질' 등의 약물이 들어 있다. 성장호르몬제는 단기간에 가축을 키우기 위해 사용된다. 항생물질은 좁은 축사에서 길러도 감염증이 퍼지지 않도록 하기 위해 투

여한다.

브로일러(병아리를 비육시켜 육용으로 쓰는 닭. 보통 부화된 지 8~10주
경의 체중이 1.5~2.0킬로그램으로 자란 육용계를 말함)가 합성사료로 사
육되는 가축의 대표적인 예다.

발 디딜 틈도 없이 좁은 축사에 들어찬 무수히 많은 브로일러
에게 성장호르몬제를 가득 넣은 사료를 억지로 먹인다. 그러면
고작 생후 50일 만에 뚱뚱하게 살이 쪄서 출하된다. 비단 닭에
국한되는 이야기가 아니다. 돼지나 소도 마찬가지다. 싼 고기는
싸게 출하될 만한 이유가 있는 법이다.

일본에서는 가축에게 주는 화학물질의 사용에 대해 세세히 규
제하며 검사기관도 잘 정비돼 있다. 화학물질은 기준 이하로 잔
류된다고 본다. 하지만, 아무리 조심한다고 해도 성장호르몬제
나 항생물질 등의 화학물질을 포함한 고기를 먹으면 건강을 해
칠 우려가 조금은 있을 것이다.

우리 인류는 약 700만 년 전에 탄생한 것으로 알려져 있다. 이
유구한 역사 속에서 화학물질을 포함한 것을 먹게 된 것은 최근
40년 정도. 우리 몸은 화학물질을 받아들이는 데 전혀 익숙해
져 있지 않다는 뜻이다.

우리의 생명력을 높여주는 것은 700만 년 동안 인류의 진화와

함께 해온 천연의 생물이다. 장수와 건강을 위해 고기를 먹는다면 자연스러운 형태로 키운 고기를 골라야 할 것이다.

먹을거리에 대한 투자를
아끼지 않는다

"사람은 125세까지 살 수 있습니다."

이렇게 말하면 "선생님은 돈이 많으니까 그런 여유로운 말씀을 하시는 거예요"라고 말하는 사람도 있다.

'먹고 사느라 바쁜' 삶을 몸소 겪고 있는 나를 '부자'로 봐주는 것은 정말 감사한 일이다. 사실 나는 겉모양에는 돈을 쓰지 않는 사람이다. 그래서 벤츠 같은 고급차를 타본 적도 없고, 명품으로 몸을 치장해본 적도 없다. 내가 지금껏 소유했던 차는 전부 국산차이며 게다가 다 중고차였다.

이전에 환자분이 커다란 벤츠를 타고 왔기에 호기심으로 "벤츠는 어떠세요?" 하고 물어봤다. 그랬더니 "그게 이삼 일 동안 안 나오니 힘드네요"라는 대답을 들었다. 내가 말한 벤츠는 차를 말한 것인데, 환자분은 배변상태(벤츠(便通)는 일본어로 용변을 뜻함)를 묻는 말로 생각했던 것이다.

나는 고급차 벤츠와는 거리가 멀지만 건강에는 남들보다 몇 배로 관심이 있다. 그래서 먹을거리와 건강, 그리고 연구에는 몸과 돈을 아끼지 않는다. '사람은 125세까지 살 수 있다'를 연구주제 중 하나로 삼은 이상, 내 몸이 어디까지 버틸 수 있는지도 확인해보고 싶다.

정말 좋아하는 연구를 평생 현역으로 계속하기 위해서는 건강이 제일이기 때문에 먹을거리를 중요하게 여기는 것이 내 삶의 축이다.

'기생충이나 장내세균이 면역에 미치는 영향에 대한 연구'가 내 전문 분야 중 하나인데, 거기에는 음식과 생활습관이 필연적으로 연관된다. '무엇을 먹으면 면역력이 향상돼 건강수명을 늘릴 수 있는가'도 중요한 연구주제가 된다.

그렇게 생각해보면 계속 나답게 살기 위해 일주일에 두 번쯤 품질이 좋은 고기를 먹는 것은 사치가 아닐 거라고 스스로 위안을 한다. 고기를 먹는 것은 일주일에 겨우 두 번이다. 두 번만 가급적 화학물질의 해가 없는 좋은 고기를 사는 것은 건강을 위해 꼭 필요한 일이다.

'건강을 위해', '젊어지기 위해' 고가의 건강보조제나 영양제, 화장품에 돈을 들이는 것보다 좋은 고기에 돈을 쓰는 것이 훨씬 건강해지는 길이다.

10 —— 체내에서 발생한 활성산소의 독소를 뺀다

시중에 파는 고기를 안전하게 먹는 방법

"건강장수를 위해 양질의 고기를 먹자!"

하지만 그렇게 하려고 해도 근처 슈퍼에서 방목해서 키운 양질의 고기를 팔지 않을 수도 있다. 공급이 원활하지 않아 구입하기 힘든 현실적인 문제가 생기는 것이다. 나 역시 주머니 사정이 어려울 때는 고기의 등급이 떨어진다.

그런 경우에 장내세균을 늘리는 것을 함께 섭취하면 좋다. 나는 고기를 먹은 후에는 장내세균을 늘리는 알약이나 건강보조제를 먹는다. 장에 원래부터 살고 있는 좋은 균의 먹이가 될 '유산균 생성 진액'도 즐긴다.

좋은 균과 나쁜 균은 서로 대항하며 장내에서 서식하므로, 나쁜 균이 우세하게 흘러갈 만한 식사를 했을 때는 외부에서 좋은 균을 넣어주면 된다.

장내세균을 단단하게 만든 알약이나 유산균 생성 진액은 약이 아니다. "부작용이 생기면 어쩌지?", "장기간 복용하면 효과가 없을 거야"라는 걱정은 하지 않아도 된다.

이런 알약이나 건강보조제는 여러 종류로 시판되고 있는데, 2주 정도 시험해보고 자신에게 맞는지, 배변상태는 어떤지, 먹었을 때의 느낌 등을 확인해본다. 좋은 균을 늘리려는 노력은 고기에 들어 있는 항생물질의 해를 미리 방어하는 방법이기도 한다.

항생물질이 무서운 이유는 내성균이 발생하기 때문이다. 또한, 장내세균의 수를 크게 줄여 장내 환경을 흐트러뜨린다.

항생물질은 세포막의 합성을 방해하거나 단백질을 만들지 못하게 하고, 세포핵의 작용을 멈추게 해서 병원균의 활동과 증식을 막는다.

항생물질이 병원균의 움직임을 막는 작용을 한다는 건 장에 있는 세균이나 면역세포에 영향을 준다는 의미다. 항생물질은 장에 직접 들어와 병원균뿐만 아니라, 우리의 건강을 지켜주는 장내세균이나 면역세포까지 공격하는 것이다.

그렇다고 "항생물질이 든 고기는 안 먹어!"하고 고개를 돌릴 수는 없다. 건강하게 장수하려면 고기의 힘이 필요하기 때문이다.

현실적인 문제로 합성사료로 사육된 고기밖에 구하지 못한다면, 고기의 영양도 섭취하면서 건강에 끼치는 해도 줄이는 방법을 찾아야 한다. 그 방법이 바로 좋은 균을 늘리는 알약과 유산균 생성 진액을 마시는 것, 그리고 채소를 많이 섭취하는 것이다.

한 입에 30초!
씹을수록 사라지는 독소

음식에 들어 있는 독소를 없애는 방법이 또 하나 있다. 바로 꼭꼭 잘 씹어서 먹는 것이다. 익히 알려진 건강법인데 정말 효과적인 방법이다.

화학물질이 체내에 들어와서 문제가 되는 것은 활성산소가 대량으로 발생하기 때문이다. 활성산소가 암 등의 많은 질병을 일으키는 원인이 된다고 앞서 말했다. 그런데 실은 활성산소도 면역시스템의 한 방어물질이다. 몸에 적으로 판단되는 물질이 침입하면 면역시스템은 활성산소를 발생시켜 그 강한 산화력으로 적을 말소시키려고 한다.

우리 몸을 구성하는 세포나 면역시스템은 1만 년 전부터 바뀌지 않았다고 한다.

면역시스템은 그 시절의 기억으로 인간에게 적인지 아군인지를 판단한다. 문명이 만들어낸 화학물질은 면역시스템으로서는 미지의 존재이니 '적'으로 판단되는 것이다.

그래서 현대인은 더 꼭꼭 잘 씹어 먹어야 한다. 잘 씹으면 음식에 타액이 더 잘 섞인다.

타액에 들어 있는 효소는 활성산소를 무독화 시키는 항산화작용을 한다. 씹으면 씹을수록 항산화작용을 하는 효소가 입안에 가득해지면서 음식과 함께 장으로 간다. 장에 화학물질이 도달해도 활성산소를 무독화 시킬 수 있다면 건강을 해칠 염려도 줄어든다.

항산화작용을 하는 효소를 많이 나오게 하려면 한 번에 1초,

총 서른 번, 즉 한 입을 먹으면 30초 동안 천천히 씹어서 먹는 것이 기본이다. 이것만으로도 질병을 예방할 수 있으니 꼭 실천해보자.

50세 몸의 변화에 맞춘 건강 식사법

❶ 50세가 넘으면 암, 심근경색, 당뇨병이 늘어난다

50세 이후 갱년기가 되면 체세포가 쇠약해지거나 호르몬의 분비량이 줄어들면서 대사의 힘이 조금씩 떨어진다. 그래서 암, 심근경색, 당뇨병 등의 생활습관병이 늘어난다. 이때 적절한 식사법을 알고 있으면 건강장수에 도움이 된다.

❷ 외부에서 성호르몬을 공급하자

사람이 자기다움을 잃지 않고 계속해서 빛나려면 성호르몬이 필요하다. 성호르몬은 남녀가 만나고 결혼해서 자녀를 낳기 위해서만 필요한 것이 아니다. 생식기가 끝난 후에 장수하기 위해 꼭 필요한 것이 바로 성호르몬이다. 몸과 마음의 건강과 "즐겁다", "좋다"라고 느끼는 진취적인 의욕은 성호르몬이 만들어주는 것이기 때문이다. 이런 성호르몬의 재료가 되는 것이 고기와

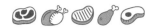

달걀 등의 콜레스테롤이다.

❸ 50세 남성, 근육을 늘리자

50세가 넘으면 생식기능이 현저히 떨어지게 되고, 성호르몬의 분비능력이 약해지므로 콜레스테롤을 외부에서 넣어줘야 한다. 남성호르몬은 생식기 이외에 근육에서도 만들어진다. 남성은 근육량을 늘리면서 남성호르몬의 분비를 촉진할 수 있다. 근육을 만들려면 양질의 단백질이 필요하고, 이때 단백질이 풍부한 식품인 고기가 제격이다.

❹ 50세 여성, 대두를 먹자

50세 여성이 여성호르몬의 양을 늘리려면 고기 이외에 대두 제품을 충분히 섭취하면 효과적이다. 건강보조제 등에 의존하지 않아도 일상의 식사에서 쉽게 섭취할 수 있다. 매일 식사를 할 때 된장국에 두부를 넣고, 매일 아침에 낫토를 한 팩씩 먹고, 간식시간에 두유를 한 팩 마시면 충분하다.

❺ 장내 균형을 어지럽히지 않는 고기 섭취법

일주일에 두 번은 사흘에 한 번 꼴이다. 사흘에 한 번 정도 먹는 스테이크는 장내 균형을 어지럽히지 않고, 장에 상처를 입히지 않고, 장을 나쁜 균이 우세하게 만들지 않는 최적의 간격이다. 그리고 스테이크는 반드시 식이섬유가 함유된 다량의 채소와 함께 먹는다. 나쁜 균이 식이섬유를 먹으면 비정상적으로 번식하지 않고, 독소도 발생시키지 않는다.

❻ 스테이크와 밥은 최악의 조합이다

우리가 평소 먹는 밥이나 빵, 면류 등의 탄수화물에도 당질이 많이 들어 있다. 감자나 고구마, 달콤한 과일도 그렇다. 이렇게 당질이 풍부한 식품 중에서도 장이 특히 싫어하는 것은 하얗게 정제된 것이다. 예를 들면, 흰 쌀밥이나 빵, 면류, 설탕 등이다. 50세가 넘은 사람은 노화와 병을 막기 위해 주식이나 과자 등 당질이 많이 든 것은 피하는 편이 좋다.

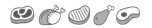

❼ 시중에 파는 고기를 안전하게 먹는 방법

좋은 균과 나쁜 균은 서로 대항하며 장내에서 서식하므로, 나쁜 균이 우세하게 흘러갈 만한 식사를 했을 때는 외부에서 좋은 균을 넣어주면 된다. 현실적인 문제로 합성사료로 사육된 고기밖에 구하지 못한다면, 고기의 영양도 섭취하면서 건강에 끼치는 해도 줄이는 방법을 찾아야 한다. 그 방법이 바로 좋은 균을 늘리는 알약과 유산균 생성 진액을 마시는 것, 그리고 채소를 많이 섭취하는 것이다.

❽ 한 입에 30초! 음식을 꼭꼭 씹어 먹자

음식에 들어 있는 독소를 없애는 방법 중에서 효과적인 방법으로는, 꼭꼭 잘 씹어서 먹는 것이다. 잘 씹으면 음식에 타액이 더 잘 섞인다. 타액에 들어 있는 효소는 활성산소를 무독화 시키는 항산화작용을 한다. 씹으면 씹을수록 항산화작용을 하는 효소가 입안에 가득해지면서 음식과 함께 장으로 간다. 장에 화학물질이 도달해도 활성산소를 무독화 시킬 수 있다면 건강을 해칠 염려도 줄어든다.

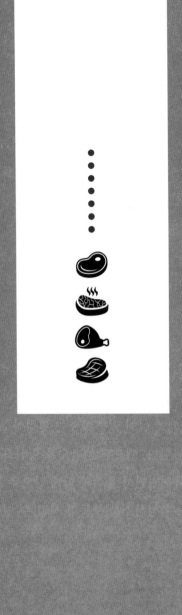

제3장

잘못된 건강정보에
속지 않고
건강수명 늘리기

2017년, 우리나라 65세 이상 고령자의 사망원인 1위는 암으로, 인구 10만 명당 784.4명이 사망했다. 그 다음은 심장 질환(361.3명), 뇌혈관 질환(268.6명) 순이다.

한편, 악성신생물(암), 뇌혈관 질환으로 인한 사망률은 점차 감소하고 있으나, 폐렴, 심장 질환으로 인한 사망률은 증가하고 있다.

_통계청

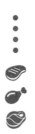

01 ____

건강한 장에 대한
오해와 진실

동양인의 장이
서양인의 장보다 길까?

"동양인은 원래 농경민족이고 전통적으로 곡물과 채소 등 식물성 식품을 많이 먹었기 때문에 서양인에 비해 장이 길다."

어디서 한 번쯤 들어본 말일 것이다. 고기가 건강에 좋지 않다고 주장하는 사람들은 이 이론에 이렇게 덧붙인다.

"서양인의 장은 짧아서 고기를 먹어도 금방 몸 밖으로 배출된다. 하지만, 동양인의 장은 길어서 고기를 먹으면 오랫동안 장에

머무르다 보니 부패하게 되고 장이 더러워지기 쉽다."

그럴 듯한 느낌을 주는 설명이다.

"동양인의 장은 육식에 적합하지 않아서 질병을 불러오는 원인이 된다"는 말이 사실이라면 육식을 하지 않는 것이 맞을 것 같다. 하지만 '동양인의 장은 길다'는 이론이 전혀 맞지 않다고 한다면 어떻게 될까?

현대 사회에는 많은 정보가 존재한다. 누군가가 진실처럼 이야기한 것이 정설로 전파되는 일도 자주 일어난다. 의학정보 중에도 이런 것들이 많다. "서양인의 장은 짧고 동양인의 장은 길다"는 말도 잘못된 정보 중의 하나다.

"동양인의 장과 서양인의 장은 길이가 다르지 않다"는 것을 가메다메디컬센터 소화기과 부장인 나가타 코이치(永田浩一) 연구팀이 일본소화기내시경학회의 학회지에 발표한 적이 있다.

연구팀은 50세가 넘은 일본인과 미국인 각 650명, 총 1,300명의 대장을 내시경으로 조사했다.

그 결과 "일본인과 미국인의 대장 길이에 실질적인 차이는 보이지 않으며, 거의 동등하다"는 결론을 얻었다. 동양인의 장은 특별하지 않으며, 서양인과 길이도 같다는 것이다.

'동양인의 몸에 고기가 맞지 않다'는 이야기는 거짓이다

인간은 민족에 따라 '육식'이나 '초식'이라는 카테고리가 생기지 않는다. 인류는 잡식동물이다.

이에 비해 야생동물은 육식이냐 초식이냐에 따라 장의 길이에 차이가 난다. 예를 들어, 사자의 장은 몸 길이의 약 5배지만, 소나 양의 장은 몸 길이의 약 20배나 된다.

왜 육식동물과 초식동물은 장의 길이가 이렇게 다를까? 바로 '아미노산의 생성속도'와 관련이 있다.

육식동물은 다른 동물을 포식해 고기에서 단백질을 얻는다. 장에 들어온 단백질은 작은 입자인 아미노산으로 분해돼 체내로 흡수되고, 몸의 일부가 돼 작용한다. 육식동물의 경우에 단백질이 직접 장으로 들어오므로 아미노산의 생성에 시간이 걸리지 않는다.

반면에 초식동물은 식물에 들어 있는 식이섬유를 장내세균이 발효시키고, 그로 인해 생기는 아미노산을 체내로 흡수한다. 고기를 먹지 않아도 초식동물이 몸의 조성에 필요한 아미노산을 만들 수 있는 것은 장내세균 덕분이다.

다만, 식이섬유를 장내세균이 발효시키고 아미노산을 생성하는 데는 시간이 필요하다. 초식동물의 장이 육식동물에 비해 길어진 것은 이런 이유 때문이다.

　이 자연계의 섭리를 너무 쉽게 인간에게 대입한 것이 "수렵민족은 장이 짧고, 농경민족은 장이 길다"는 설이다. 이것이 진실인양 전파되고 "동양인의 몸에는 고기가 맞지 않는다"는 주장이 생겨난 것이다.
　동양인의 장도 고기를 잘 소화하고 흡수할 수 있으니, 오늘부터 안심하고 고기를 먹자.

02 ——
동양인의 식사 중
70퍼센트가 몸에 맞지 않는다

동양인의 몸에는
정말 쌀이 맞을까?

"서양인은 수렵민족, 동양인은 농경민족이다. 그러니 동양인의 몸에는 쌀이 맞는다"라고 알려져 있다.

인류가 인구를 크게 증가시킨 계기가 된 것은 지금으로부터 약 1만 년 전으로, 농경이 시작되고 나서부터다. 농경이 시작됐을 때 세계의 인구는 약 500만 명 정도였다고 추정하고 있다. 하지만 기원 전 5세기에는 1억 명이 넘었고, 기원 전후에는 약 3억

명이 됐다. 그래서 농경이 시작되며 인구가 증대된 시기를 '기적의 1만 년'이라고 부른다.

　서양에서는 9,000년 전에 이미 농경과 목축이 시작됐다. 반면에 일본에 농경이 전파된 것은 조몬 시대 후기(약 5,000~4,000년 전)이다. 본격적으로 농경사회에 들어선 것은 야요이 시대(기원전 300년~기원후 300년)로 서양에 비해 훨씬 늦다.

　농경생활을 하기 이전의 일본인은 야생동물을 잡아서 먹는 수렵채집민족이었다. 나무의 열매나 과일, 어패류, 곤충, 그리고 짐승의 고기 등 자연에서 얻을 수 있는 것을 먹고 쌀 등의 주식이 없는 식사를 했다. 700만 년이라는 긴 인류의 역사를 통해 볼 때 일본인이 농경민족이 된 시간은 약 2,300년이라는 미미한 시간이다.

　즉, 일본인은 인류의 역사로 보면 방대한 세월을 '수렵채집민족'으로 살아온 셈이다.

　동물의 진화란 방대한 세월을 보내면서 조금씩 정비되는 것이다. "동양인의 몸에는 쌀이 맞다"는 이야기를 자주 하지만, 아직 우리 몸은 쌀 등의 탄수화물을 모두 제대로 에너지로 전환할 수 있을 정도의 체제를 갖추지 못했다.

영양의 불균형이 가져온
건강 적신호

일본인이 육식을 버리고 쌀을 일상적으로 먹게 되면서 건강에도 커다란 변화가 생겼다. 고기를 먹지 않게 되니 몸이 필요로 하는 필수아미노산을 얻지 못하게 된 것이다.

또한, 지질을 얻지 못하는 식생활로 인해 세포막의 재료가 부족해 세포가 약해졌다. 쌀 등을 먹는 비율이 크게 늘어나면서 당질의 섭취량이 단번에 증가하고, 인체가 필요로 하는 필수아미노산이나 지질의 섭취량은 확연히 줄어들었다.

이런 영양 불균형이 일본인의 건강을 크게 해쳤다. 감염증이 만연하면 면역력이 없는 몸은 견디지 못한다. 그리고, 사망 원인으로 뇌출혈이 많았던 것도 필수아미노산과 지질이 부족해 뇌혈관이 약해지고 잘 끊어지게 된 것임을 보여준다. 농경문화가 가져온 영양 불균형은 지금도 뿌리 깊이 남아있다.

인체의 주된 성분비율은 단백질이 약 46퍼센트, 지질이 약 43퍼센트, 미네랄이 약 11퍼센트, 당질은 겨우 1퍼센트다. 그런데 우리 식사의 주된 성분비율은 당질이 약 68퍼센트, 단백질이 약 16퍼센트, 지질이 약 11퍼센트, 미네랄이 약 5퍼센트다.

인체의 조성과 섭취하는 영양소의 비율이 전혀 맞지 않다. 무엇보다 50세 이후에는 많이 섭취하면 몸에 좋지 않는 당질이 식탁의 70퍼센트를 차지하고 있다.

'주식은 쌀'이라는
잘못된 식생활이 가져온 질병

서양에서는 농경이 시작된 후에도 육식을 계속했다. 하지만 일본인은 육식을 버리고 주식으로 쌀을 선택했다.

왜 "몸에는 쌀이 필요하다"는 생각을 갖게 된 걸까? 그 답은 역사에서 찾을 수 있다.

고기를 먹지 않고 에너지 섭취의 대부분을 쌀에 의존하게 된 데는 사실 '정치적 의도'가 있었다.

일본에서 농경이 본격적으로 시작된 것은 야요이 시대다. 당초에는 조몬 시대에서 이어받은 식문화를 계승해 수렵채집도 이루어졌다.

하지만 계층사회가 형성되고 '지배하는 자'와 '지배당하는 자'의 차이가 뚜렷해지자 수렵문화는 쇠퇴한다. 지배자가 자신들의 부와 권력을 증대시키고자 쌀의 생산량을 늘리려고 했기 때문이다. 지배자는 민중이 수렵에 들이는 시간을 농사에 쓰기를 바랐다.

그러던 중 6세기에 일본으로 불교가 전해졌다. 대승불교에서는 육식을 금했다. 권력을 쥔 지배계급은 쌀을 숭상하는 한편, 동물을 죽여 고기를 먹는 행위를 비열한 것으로 취급하며 살생을 금했다.

백성들이 고기를 통해 에너지를 얻지 못하게 되면서 대신 쌀을 먹는 환경이 자연스레 조성됐다. 살생금지령은 백성들의 쌀에 대한 집착심을 높이는 데 더할 나위 없는 정책이었던 셈이다.

선조들은 인류가 탄생한 이래 야생의 살아있는 생물을 통해 목숨을 이어왔다. 나무의 열매, 과일, 버섯 등의 식물성뿐만 아니라 무수한 곤충을 먹고 단백질을 보충할 수 있었다.

동물의 고기도 먹고 어패류와 해조류 등도 중요한 영양원으로 이용했다. 야생의 생활 속에서는 당질을 얻을 기회는 극히 적어서, 몸은 귀중한 당질을 헛되게 쓰지 않도록 남은 양을 중성지방으로 바꿔 지방조직에 비축하게끔 700만 년의 세월동안 진화했다.

그런데 농경사회로 들어서자 단기간에 식생활이 완전히 바뀌었다. 주요한 에너지원이 동물성 단백질에서 당질로 옮겨간 것이다.

그러면서 자신들의 몸에는 쌀이 필요하다고 믿었다. 하지만 당질을 에너지로 바꾸는 기능은 아직도 충분히 갖추지 못했다.

지난 40년 동안 일본의 당뇨병 환자는 30~50배나 늘어난 데비해, 서양에서는 5~10배로 일본보다 상승률이 훨씬 완만한 편이다. 과거 지배자가 만든 '쌀을 주식으로 하는 식문화'는 지금도 후손들의 식습관과 일상에 영향을 주고 있는 것이다.

03 ——

살짝 배고픈 정도로
먹어야 날씬해진다

살찐 사람에겐

세 종류가 있다

일본 대입학원인 도신하이스쿨 강사 하야시 오사무(林修) 씨는 "언제 하지? 지금이지!"라는 말로 유명하다. 어느 날, 그가 재미있는 이야기를 했다.

살이 찐 사람은 '미식돼지'와 '정크돼지'라는 두 종류가 있다는 것이다. '미식돼지'는 음식에 대한 호기심이 왕성해 맛있는 것을 많이 먹고 살이 찐 사람이다. 요리를 잘해서 맛있게 먹을 수 있는 것에는 고기나 어패류 등의 단백질 위주의 식품이 많다. 그래서 '미식돼지'는 단백질과 지질을 많이 섭취해 살이 찐 유형이다.

반대로, '정크돼지'는 간단히 먹을 수 있는 음식을 배부르게 먹는 사람이다. 흰 쌀밥은 김가루만 뿌려도 몇 그릇을 먹을 수 있다. 텔레비전을 보면서 스낵과자를 먹다 보면 어느새 한 봉지를 비우게 된다. 그래서 '정크돼지'는 당질을 과다 섭취한 사람으로, 당질 위주의 식생활을 계속해 살이 찐 유형이다.

미식돼지와 정크돼지를 비교했을 때, 정크돼지는 비만을 해소하기 어렵다. 간편한 것을 습관적으로 먹어온 버릇을 고치기란 정말 힘든 일이기 때문이다.

그런데 나는 살이 찐 사람에겐 한 종류가 더 있다고 생각한다. 바로 '진한 맛 돼지'다. 즉, 진한 맛을 선호해서 살이 찐 사람이다.

이와 관련해 한 가지 실험이 있었다. 공복 상태인 원숭이에게 평소의 4배(400그램)나 되는 찐 감자를 줬다. 원숭이는 허겁지겁 먹었지만 평소의 양을 먹은 후에는 더 이상 먹으려고 하지 않았다.

그리고, 같은 조건에서 한 가지만 바꾼 실험을 했다. 공복 상태인 원숭이에게 꿀과 버터로 맛을 가미한 찐 감자 400그램을 준 것이다. 그러자 평소의 양을 전부 먹은 후에도 원숭이는 멈추지 않고 계속 감자를 먹었다고 한다.

인간과 야생동물은 똑같이 포만중추를 가지고 있다. 그런데 인간은 살이 찌고, 야생동물은 살이 찌지 않는다. 그 이유를 찾기 위해 진행한 실험이다.

야생동물은 평소에 조미를 하지 않은 자연적인 음식을 먹는다. 인공적인 맛이 없는 것을 먹으면 포만중추는 정상적으로 작동하므로 과식할 일이 없다.

그에 반해 인간은 맛이 가미된 요리를 먹는다. 단맛, 짠맛, 기름진 맛은 뇌가 아주 좋아하는 것들이다. 뇌를 만족시키기 위해 인공적으로 만들어진 조미료를 가득 넣은 음식을 먹다 보면 포만중추가 교란돼 배가 불러도 계속 먹게 된다.

고기 때문에
살이 찐다는 생각은 편견

고기는 과식하지 않는 한 살이 찌지 않는다. 우리 몸이 50세가 넘으면 단백질과 지질의 수요량이 늘어나므로, 일주일에 두 번

스테이크를 먹는다고 해서 비만이 되지는 않는다.

다만, 장의 소화·흡수 능력을 무시하고 무리해서 먹을 경우에는 건강에 좋지 않다. 이것은 고기만의 문제가 아니라 아무리 좋은 식품이라도 마찬가지다.

하나의 식품을 과식해서 장이 무리하게 일을 하면 장내 균형이 깨지고 나쁜 균이 우세한 상태가 되기 때문에 면역력이 떨어진다. 다양한 식품을 골고루 섭취하면 장내세균의 다양성도 지킬 수 있고 면역력도 강화된다.

예로부터 "살짝 배가 고플 정도로 먹어라"는 말이 있는데, 건강수명을 늘리기 위해 꼭 필요한 말이다. 한두 숟가락을 더 먹고 싶은 순간에 수저를 내려놓으려면 진한 맛을 선호하는 습관을 고쳐야 한다.

음식의 간을 연하게 하고, 원재료의 맛을 즐기려고 노력한다면 비만인 사람도 분명히 살이 빠지고 건강수명이 더 늘어날 것이다.

04 ___
고기가 가진 행복물질로
우울증이 낫는다

기분이 가라앉을 때는
고기를 먹자

기분이 가라앉을 때나 기분전환이 필요할 때는 적극적으로 고기를 먹자. 고기의 성분은 사람의 뇌나 기분에 영향을 주며, 기분을 상승시키는 데 도움이 된다. 그 효과에 대해 좀 더 알아보자.

우울증에 효과적인 세로토닌이나 도파민 등의 신경전달물질은 고기의 단백질에 많은 필수아미노산을 원료로 만들어진다. 그래서 우울증에 걸리면 고기를 먹는 게 좋다.

‘세로토닌’과 ‘도파민’을 ‘행복물질’이라고 부른다. 뇌에서 제대로 분비되면 사람의 행복감이 높아지고 기분도 고양되지만, 분비량이 줄어들면 기분이 쉽게 가라앉는 등 사람의 감정을 좌우한다.

세로토닌은 환희나 쾌락을 전달하는 작용이 있는데, 우울증과 특히 관계가 깊다. 세로토닌이 부족하면 쉽게 화가 나거나 우울증에 걸린다.

반면에 도파민은 기분을 고취시키고 의욕을 일으키는 작용을 한다. 뇌를 각성시키고 흥분상태로 만드는 것이다. 도파민은 ‘사랑 호르몬’이라고도 불린다. 연애를 할 때는 미래의 행복보다 눈앞의 쾌락을 우선시 한다. 사랑을 하면 도파민이 대량으로 분비되므로, 뇌가 흥분상태가 돼 냉정한 판단력을 상실해버리기 때문이다.

그런데 연애 중에 도파민이 분비되는 기간은 대개 3년 정도다. 도파민이 분비되지 않으면 “어째서 이런 사람을 좋아하게 됐지?”라며 냉정한 모습으로 돌아온다.

도파민이 나오지 않아서 연애의 유효기간이 끝나 버리는 것을 막으려면, 함께 고기를 먹어서 도파민 분비량이 급격히 줄어들지 않게 노력하는 것도 한 가지 방법이다. 물론, 상대방을 배려하고 진정한 사랑의 감정으로 발전시키는 것이 최선이다.

행복한 기분은
장이 만든다

안타깝게도 고기를 먹기만 해서는 세로토닌이나 도파민은 늘어나지 않는다. 장내 환경이 양호해야만 고기를 먹었을 때 '행복물질'이 늘어나기 때문에 '행복물질'이 만들어지려면 장내세균의 작용이 반드시 필요하다.

세로토닌은 단백질에서 필수아미노산인 '트립토판'이 분해되고 거기서 '5-하이드록시트립토판(5-HTP)'이라는 전구체가 만들어진다.

도파민 역시 단백질에서 필수아미노산인 '페닐알라닌'이 분해되고 '티로신'이라는 물질이 되는데, 이것이 수산화해 'L-도파'라는 전구체가 된다.

이런 분해와 합성에는 비타민류가 필요하다. 예를 들어, 단백질의 분해에는 비타민C가 필요하고, 세로토닌의 전구체가 합성되려면 엽산과 비타민B6가 꼭 필요하다.

동물은 비타민류를 음식물로 섭취하지 않아도 자신의 체내에서 만들 수 있지만, 인간은 자신의 몸에서는 일부의 비타민류를 제외하고는 합성하지 못한다. 인간은 비타민류가 풍부한 식품을 일상적으로 먹을 수 있는 환경이 만들어졌기 때문에 진화과정에서 이런 비타민 합성 능력을 상실한 것이다.

그렇다면, 인간은 어떻게 비타민류를 얻으면 될까? 실은 이 비타민류를 만들어주는 것이 있는데, 바로 장내세균이다.

최근에 현대인의 비타민 부족이 지적되면서 많은 건강보조제가 시판되고 있다. 하지만 아무리 건강보조제를 먹어도 장내세균이 균형을 이루지 못하면 의미가 없다. 그냥 소화관을 지나 배설될 뿐이다.

반면에 형형색색의 채소를 먹으면 비타민류의 합성능력이 높아진다. 채소에는 비타민뿐만 아니라 장내세균의 먹이가 되는 식이섬유가 들어 있기 때문이다.

균형 잡힌 장을 만든 후에 고기를 먹으면 '행복물질'의 분비량이 늘어나고 행복의 감수성이 높아진다. 행복한 기분은 장이 만드는 법이다.

05 ——

인체의 토양
'장' 건강을 지켜야 한다

생활습관병을
일으키는 원인을 알자

오늘날 생활습관병의 원인으로 많이 이야기되는 것이 '식생활의 서구화'다. 그리고 고기를 그것의 상징인 것처럼 취급한다. 하지만 육식은 최근에 시작된 것이 아니다. 인류가 250만 년 동안 먹어온 식재료다.

식생활의 서구화를 말할 때 우리가 가장 걱정해야 할 것은 식품첨가물이다. 지금처럼 대량의 식품첨가물을 섭취하게 된 것은 최근 40년 동안의 일이다. 육식의 역사에 비한다면 정말 미미한 기간이다. 이렇게 단기간에 우리 인간은 대량의 식품첨가물을 장에 넣었다.

'병명은 알지만 치료하기 힘든 병'에 걸리는 사람이 늘어나는 원인 중 하나는 식품첨가물과 당질의 과도한 섭취다. 왜냐하면 모두 활성산소를 많이 발생시키는 물질이기 때문이다. 그럼 어떻게 식품첨가물이 활성산소를 발생시키는지 경로를 알아보자.

인간의 몸에는 화학물질로 만들어진 식품첨가물이 미지의 물질이다. 그래서 1만 년 전 과거에는 없었던 미지의 물질이 몸에 들어오면 장에서는 활성산소가 대량으로 발생된다.

활성산소가 발생되면 장내세균을 죽일 뿐만 아니라 장내 균형을 깨뜨려 면역력을 저하시킨다. 결국 식품첨가물로 뒤덮인 식품을 일상적으로 먹으면 면역력이 떨어지고 병에 잘 걸리는 몸이 된다.

식품첨가물은 두 가지 유형으로 나뉜다. 하나는 석유제품 등에서 화학적으로 만든 '합성첨가물'이고, 다른 하나는 자연계에 있는 식물이나 곤충 등으로 만든 '천연첨가물'이다.

현재 합성첨가물과 천연첨가물은 일본 정부에서 안전성을 확인해 위험성이 없는 건 모두 '지정첨가물'로 분류됐다.

하지만 자연계에 존재하지 않는 화학합성된 물질이 몸에 정말 무해할까? 석유를 원료로 만들어지는 플라스틱은 토양균이 분해시키지 못한다. 땅에 묻어도 썩지 않는다.

합성첨가물 중에는 석유로 만들어지는 것이 많다. 무수한 세균이 사는 장은 인체 속의 '토양'이다. 다양한 장내세균이 발효 작업을 하고, 영양소가 분해 및 흡수된다. 자연계의 세균과 장내의 세균은 공통된 점이 많다. 즉, 자연계에서 분해하지 못하는 것은 장내에서도 분해되지 않는다.

편의점 도시락이
장내세균을 죽인다

편의점 도시락이나 스낵과자, 값싼 디저트, 소시지나 햄 등의 가공품을 일상적으로 먹는 사람은 자신의 대변을 잘 확인해야 한다. 보존료가 든 식품을 일상적으로 먹는 사람의 대변은 분명 양이 적고 빈약하다.

대변은 장의 건강상태를 보여준다. 사람 대변의 약 3분의 1은 장내세균과 그것들의 사체로 이루어져 있다. 대변이 작다는 것은 장내세균의 수나 종류도 빈약하다는 뜻이다.

하지만 현대 사회에서 식품첨가물을 전혀 먹지 않고 살기는 어렵다. 사람의 몸에는 원래 체내에 들어온 유해물질을 무독화시키고 배설하는 해독기능이 구비돼 있다. 장이 몸으로 흡수되는 것을 허락하지 않는 물질은 식이섬유가 거두어 대변으로 배설된다.

그런데 이 무독화작업은 양에 따라 이뤄진다. 유독물질이 대량으로 들어오면 장도 전부 배설시키지 못한다. 식품첨가물의 배설에 스트레스를 느낄 정도로 걱정할 필요는 없지만, 과잉 섭취는 하지 말아야 한다.

가공식품을 구입할 때는 포장지 뒷면의 라벨을 보고 식품첨가물의 수를 확인하는 것이 좋다. 양은 기재돼 있지 않아도 무엇이 들어 있는지는 알 수 있다.

과자류나 햄, 소시지 등의 가공식품처럼 여러 첨가물이 들어 있는 것을 고르지 않는 것도 장 건강을 지키는 데 중요한 일이다.

06 ―――
사료가 아니라
인간다운 식사를 하자

야생동물과 가축을
가르는 유전자

개는 늑대 중 한 종류가 가축화 된 동물이라고 할 수 있다. 어떻게 야생의 늑대가 사람을 따르는 반려견으로 진화할 수 있었을까? 늑대가 개가 된 이유는 당질을 분해하는 능력을 얻었기 때문이라는 연구보고가 있다.

2013년 〈네이처〉에 발표된 설에 따르면, 개는 당질을 소화하기 위한 유전자를 가지고 있는데, 그것이 늑대와 차이를 가져온 것이라고 한다. 이 흥미로운 연구를 진행한 이들은 스웨덴 웁살라대학의 유전학자 케르스틴 린드블라드-토(Kerstin Lindblad-Toh) 교수팀이다.

야생인 늑대와 가축이 된 개, 두 종을 나눈 것은 당질을 소화하는 유전자였다. 개의 출현은 늑대가 인간이 거주하는 장소로 찾아와 남은 음식을 먹기 시작한 것이 계기가 됐다고 하는데, 분명한 경위는 알려지지 않았다. 하지만 일부 늑대가 당질을 분해할 수 있는 유전자를 얻어서 개로 진화했다는 것은 그럴 듯한 논리다.

인류의 생활은 농경사회의 구축으로 장단점을 동시에 가지게 됐다. 일본인은 원래 수렵채집민족이었는데 새로이 농경민족이 됐다. 그로 인해 고기 등의 단백질 섭취량이 눈에 띄게 줄었고, 대신 당질의 섭취량이 늘었다.

그런데 당질의 과잉섭취가 늑대를 개로 가축화한 것처럼, 인간도 문명에 의해 가축화 되고 있지는 않을까?

이 현상은 최근 40년 동안 더욱 명확해졌다. 우리 주위에는 쌀이나 밀 등의 탄수화물이나 설탕, 감자 등을 사용한 당질로 가득한 편의점 도시락과 패스트푸드가 넘쳐난다. 설탕과 밀을 가득 사용한 디저트는 당질을 겹겹이 쌓아놓은 것이다.

사료를 먹는
현대의 식생활

탄수화물이나 설탕은 값이 싸기 때문에 그것을 사용한 가공식품도 싼 값에 구입할 수 있다. 봉투를 찢거나 뚜껑을 열기만 하면 되는 식품, 전자레인지에 돌리기만 하면 되는 간편한 식품은 그야말로 문명사회가 만든 인류의 사료 같은 느낌을 준다.

물론 현대인들이 이런 풍요롭고 근대적인 삶을 향유할 수 있게 된 것은 감사한 일이다. 하지만 편리하고 쾌적한 생활은 시간에 쫓기는 일상을 가져왔다. 더불어 사람다운 식사는 뒷전이 되고, 간편하고 건강에 해로운 식품이 넘쳐나고 있다.

편리함, 쾌적함, 청결함, 안정 등을 일방적으로 추구하고 무조건 효율을 원하는 사회에서는 인간다운 삶이 불가능하다. 인류가 스스로 만들어낸 문명에 규제 당하고, 어느새 입장이 뒤바뀌어 문명에 길들여지는 상태까지 됐다.

나는 이 상태를 '인류의 가축화 현상'이라고 부르며 지난 몇십 년 동안 꾸준히 경고해왔다.

갑갑한 현대 사회에서 인생을 잘 살기 위해서는 자기 안의 야생성을 되찾아야 한다. 그러기 위해서 우선 먹는 음식부터 바꿔보자. 문명이 부여한 사료 같은 식사를 바꾸고, 생명력을 그대로 받아들이는 식사를 해야 한다. 결코 어려운 일이 아니다.

탄수화물이나 과자의 양을 줄이고, 고기와 어패류, 채소, 과일 등 살아있는 음식을 신선할 때 먹으면 그만이다. 그런 의미에서 고기의 원형을 알 수 있는 스테이크는 인간의 본능을 일깨우는 음식이다.

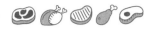

면역력을 높이는 올바른 식사 노하우

❶ 살짝 배고픈 정도로 먹어야 날씬해진다

"살짝 배가 고플 정도로 먹어라"는 말이 있는데, 건강수명을 늘리기 위해 꼭 필요한 말이다. 한두 숟가락을 더 먹고 싶은 순간에 수저를 내려놓으려면 진한 맛을 선호하는 습관을 고쳐야 한다. 음식의 간을 연하게 하고, 원재료의 맛을 즐기려고 노력한 다면 비만인 사람도 분명히 살이 빠지고 건강수명이 더 늘어날 것이다.

❷ 고기가 가진 행복물질로 우울증이 낫는다

기분이 가라앉을 때나 기분전환이 필요할 때는 적극적으로 고기를 먹자. 고기의 성분은 사람의 뇌나 기분에 영향을 주며, 기분을 상승시키는 데 도움이 된다. 우울증에 효과적인 세로토닌이나 도파민 등의 신경전달물질은 고기의 단백질에 많은 필수

아미노산을 원료로 만들어진다. 그래서 우울증에 걸리면 고기를
먹는 게 좋다.

❸ 행복한 기분은 '장'이 만든다

형형색색의 채소를 먹으면 비타민류의 합성능력이 높아진다.
채소에는 비타민뿐만 아니라 장내세균의 먹이가 되는 식이섬유
가 들어 있기 때문이다. 균형 잡힌 장을 만든 후에 고기를 먹으
면 '행복물질'의 분비량이 늘어나고 행복의 감수성이 높아진다.

❹ 인체의 토양 '장' 건강을 지켜야 한다

'병명은 알지만 치료하기 힘든 병'에 걸리는 사람이 늘어나는
원인 중 하나는 식품첨가물과 당질의 과도한 섭취다. 왜냐하면
모두 활성산소를 많이 발생시키는 물질이기 때문이다. 활성산소
의 대량 발생은 장내세균을 죽일 뿐만 아니라 장내 균형을 깨뜨
려 면역력을 저하시킨다. 즉, 식품첨가물로 뒤덮인 식품을 일상
적으로 먹으면 면역력이 떨어지고 병에 잘 걸리는 몸이 된다.

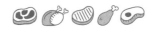

❺ 편의점 도시락 등 식품첨가물이 든 음식을 피한다

현대 사회에서 식품첨가물을 전혀 먹지 않고 살기는 어렵다. 식품첨가물에 스트레스를 느낄 정도로 걱정할 필요는 없지만, 과잉 섭취는 하지 말아야 한다. 과자류나 햄, 소시지 등의 가공 식품처럼 여러 첨가물이 들어 있는 것은 되도록 피한다.

❻ 사료가 아니라 인간다운 식사를 하자

갑갑한 현대 사회에서 인생을 잘 살기 위해서는 자기 안의 야생성을 되찾아야 한다. 그러기 위해서 우선 먹는 음식부터 바꿔보자. 문명이 부여한 사료 같은 식사를 바꾸고, 생명력을 그대로 받아들이는 식사를 해야 한다. 탄수화물이나 과자의 양을 줄이고, 고기와 어패류, 채소, 과일 등 살아있는 음식을 신선할 때 먹자.

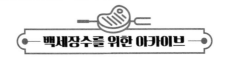

면역력을 높이는 식사*

뇌 내에서 행복물질로 일하는 신경전달물질의 재료나 면역세포의 대부분은 장내세균이 만든다고 알려져 있다. 그래서 낫토(낫토균)나 된장(누룩균), 절임류(유산균), 요구르트(비피더스균) 등 살아있는 균을 몸속에 넣으면 장내세균이 활발해져 면역력이 향상된다고 한다.

이와 관련해 장 건강의 중요성을 알리며, "50세부터는 식사법을 바꾸라"고 주장하는 것으로 유명한 후지타 고이치로 선생은 평소에 어떤 음식을 먹는지 알아보자.

---

* 2015년 3월, 저자가 〈주간여성 프라임(週刊女性 PRIME)〉과 인터뷰한 내용을 발췌한 것이다.

당질을 제한하면 혈당치가 개선된다

후지타 선생은 오래 전에 동남아시아에서 장기간 의료조사를 하면서 열사병을 예방하고자 스포츠음료를 매일 마셨다. 그로 인해 혈당이 많이 높아졌고, 인슐린요법으로 한동안 개선됐다가 몇 년 전에 다시 악화됐다고 한다. 당시 혈당치는 450mg/dL로 정상수치의 2배가 넘었다. 또한, 본래 라면, 만두, 쌀밥과 볶음밥 등을 즐겨 먹는 편이라서 식이요법이 절실히 필요한 상황이 됐다.

이런 상황에서 후지타 선생은 자신의 몸을 직접 연구하며 자신에게는 밥이나 빵, 면 등의 당질은 필요하지 않다는 걸 깨닫고, 당질 섭취를 완전히 끊기로 결심했다.

그러자 혈당치가 눈에 띄게 내려갔고, 중성지방까지 개선됐다.

주식으로 잡곡밥이나 현미, 채소를 먹는다

후지타 선생은 지금도 주식은 가급적 적게 먹으며, 정제한 곡류는 기본적으로 먹지 않는다. 그리고 아침, 점심, 저녁 식사 메뉴에는 채소가 가득하다.

"병을 예방하려면 면역력을 높여야 하는데, 채소류가 면역력을 높이는 데 도움이 됩니다. 채소, 곡물, 콩, 해초 등이 장내세균의 먹이가 돼서 장내세균이 늘어나거든요. 이 장내세균이 면역력을 높여주는 데다, 몸을 녹슬게 하는 활성산소를 제거해줍니다. 곡류도 정제하지 않은 것은 장내세균을 늘려주니까 잡곡밥이나 현미를 조금씩 먹어요."

후지타 선생은 너무 바빠서 외식을 많이 하는데, 연구실 가까운 곳에 채소 관련 일품요리를 골라 먹을 수 있는 식당을 찾아뒀다고 한다. 점심은 이곳을 자주 이용하고, 채소가 가득한 메뉴를 고른다.

"IC카드, 항균제품, 전자레인지, 휴대전화, 첨가물, 수돗물 등에서는 활성산소가 많이 나와요. 그러니 건강하게 장수하려면 이런 것들의 사용도 자제해야 합니다. 스트레스도 활성산소를 늘리기 때문에 식사는 즐겁게 하는 것이 가장 중요합니다."

특히, 후지타 선생은 일주일에 두 번은 반드시 스테이크를 먹는다. 또한, 일주일에 두 번은 수영장에서 수영을 하는데, 건강과 스트레스 해소에 도움이 된다고 한다.

아침 식사 메뉴

삶은 닭고기와 채소 샐러드 / 미소시루(일본식 된장국) / 두부튀김(된장소스)

샐러드의 채소는 실파, 경수채, 자차이(중국식 김치)를 주로 먹고, 드레싱은 오일을 넣지 않은 생강드레싱을 사용한다. 낫토국에는 낫토, 가늘게 썬 마, 쪽파, 작은 송이버섯을 넣는다.

점심 식사 메뉴

오곡밥 / 돼지고기 된장국 / 고등어 소금구이 / 낫토, 오크라, 마와 참치 버무림 / 꼬투리째 먹는 강낭콩과 깨 무침

점심 메뉴에는 주식인 오곡밥도 넣는다. 밥의 양은 작은 공기의 반 정도로 적게 먹는다.

저녁 식사 메뉴

소고기 등심 스테이크와 감자, 브로콜리 / 채소 샐러드 / 통밀빵 / 맥주

스테이크는 200그램 정도로, 일주일에 두 번씩 다량의 채소와 함께 섭취한다. 저녁을 먹을 때는 맥주를 마시거나 소주를 따뜻한 물에 타서 한 잔 정도 마신다.

식사 원칙

하나, 발효식품으로 장내세균을 활발하게 한다.

둘, 일주일에 두 번 스테이크를 섭취한다.

셋, 채소와 과일, 콩, 해조류를 빠뜨리지 않고 섭취한다.

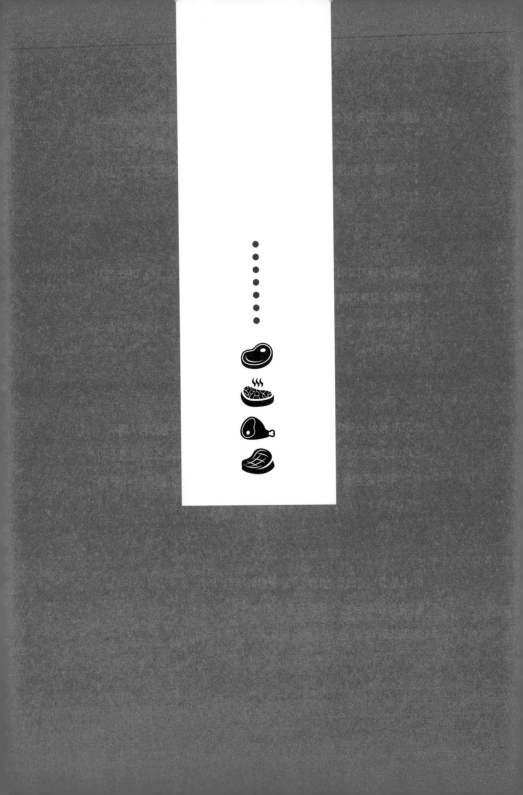

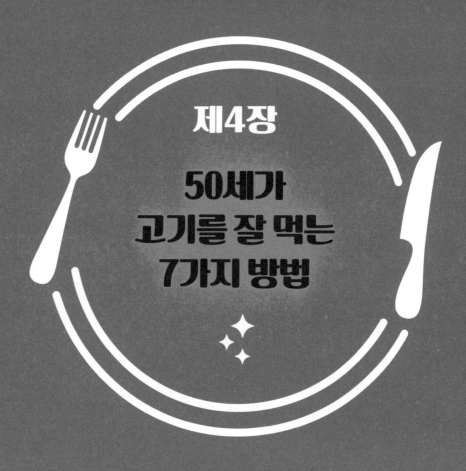

제4장

50세가
고기를 잘 먹는
7가지 방법

인류가 고기를 불로 익혀 먹는 법을 배우면서

유인원에서 사람으로 진화했다.

_리처드 랭엄(前 하버드대학교 인류학과 교수,《요리 본능》저자)

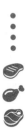

일주일에 두 번
'고기의 날'을 정하자

고기를 마음껏 먹는 날에는
작은 행복이 찾아온다

마음껏 고기를 즐기기 위해 한 가지 방법을 제안하겠다. '고기의 날'을 정해보는 건 어떨까?

사람은 먼 미래의 위대한 꿈을 추구하기보다는 가까운 미래의 소소한 기쁨을 쌓는 것이 행복을 더 잘 느낀다고 한다. 하루하루의 작은 행복이 쌓이면 인생은 행복으로 물들 것이다.

"맛있다"는 감정은 사람의 마음을 따뜻하게 하고 삶의 기쁨을 느끼게 한다. 그렇지만 늘 맛있는 것만 먹으면 장도 피로해진다. 건강 면으로도 경제 면으로도 좋지 않다. 그러니 50세가 넘으면 일주일에 두 번만 '고기의 날'을 정해서 신나게 먹어보자.

스테이크를 구울 때는 진한 맛이 배지 않도록 신경을 써야 한다. 맛이 진해지면 뇌의 포만중추가 마비돼 아무리 먹어도 계속 먹고 싶어진다. 천천히 재료의 맛을 즐기면서 한 입씩 꼭꼭 씹어서 먹어보자.

앞서 말했지만, 장수하려면 씹는 것이 매우 중요하다. 타액 속에는 항산화물질이 들어 있다. 혹시 고기에 항생물질 등 몸에 좋지 않은 것이 들어 있어도 씹을수록 음식과 타액이 섞이면서 활성산소의 발생을 막아준다. 또, 잘 씹어서 먹으면 뇌를 자극해 기억력이 향상되고, 치매를 예방하는 데도 도움이 된다는 점을 기억하자.

그리고, '고기의 날' 외에 5일은 장을 배려한 식사를 한다. 나는 여름에도 종종 전골요리를 먹는다. 두부 전골을 주로 즐기는 편인데, 두부에는 활성산소를 무독화시키는 항산화물질이 가득하다. 유산균이 많은 김치찌개나 된장찌개도 추천한다.

고기는 반드시
채소와 함께 먹자

대장암이 증가한
진짜 이유를 알자

최근 대장암과 유방암이 늘어나고 있다. 그 원인 중에 하나가 고기를 많이 먹기 때문이라고 알려져 있다. 물론 고기를 '과도하게 먹으면' 장내에서 나쁜 균이 비정상적으로 증가해 독소가 발생한다. 하지만, 암이 증가한 이유는 고기를 과도하게 섭취했기 때문만이 아니라, 채소 섭취량이 줄어들었기 때문이다.

미국에서는 1991년부터 "매일 다섯 접시 이상의 채소와 과일을 먹으면 암, 심장병, 고혈압, 당뇨병 등의 생활습관병을 줄일수 있다"는 '5 A DAY' 운동을 정부와 민간이 함께 진행한다.

그 결과, 미국인의 일인당 채소 섭취량이 늘어났고, 1995년에는 일본인보다 채소 섭취량이 많아졌다. 그리고 그 해에 미국과 일본의 암으로 인한 사망률도 역전됐다. 현재 미국인은 일본인의 약 1.2배나 많은 채소를 먹고 있으며, 암 발생률도 낮아졌다.

채소에 많이 들어 있는 식이섬유는 장내세균이 아주 좋아하는 것이다. 채소의 섭취량이 줄어들었다는 것은 장내세균의 먹이가 될 식이섬유의 섭취량도 줄어들었음을 뜻한다. 먹이가 줄면 장내세균은 늘어날 수 없다. 장내세균이 감소하면 필연적으로 면역력이 저하한다. 그로 인해 '병명은 알지만 치료하기 힘든 병'에 걸리기 쉽게 된 것이다.

대장균 등의 나쁜 균은 식이섬유를 먹으면 비정상적으로 번식하지 않고 나쁜 짓도 하지 않는다고 했다. 또한, 고기 등의 고지방식을 먹어도 식이섬유와 함께 풍부하게 섭취하면 장의 나쁜 균과 독소의 양이 감소한다는 데이터가 보고됐다.

고기의 건강효과를 누리면서 면역력의 저하를 막고 암을 예방하려면 채소를 함께 먹는 것이 중요하다.

고기 먹는 법 3 _____

젊어지는 효과가
배로 늘어나는 '마늘'

색깔이 뚜렷한 채소류,

마늘, 버섯으로 노화를 막자

젊은 몸을 유지하기 위해 고기와 함께 '젊어지는 식재료'를 섭취하면 더욱 효과를 볼 수 있다. 그렇다면 젊어지는 식재료에는 어떤 것이 있을까?

우리가 가진 면역시스템의 중요한 기능은 노화 예방이다. 신진대사를 활발하게 하고 기능저하나 세포조직의 노화를 막는다. 즉, 면역력을 높이는 음식이 젊어지게 하는 음식이기도 하다.

면역력을 높이는 식재료로는 채소류와 콩류, 과일 등이 유명
하다. 이런 식재료 중에서 젊음을 유지하는 데 좋은 것은 붉은
색, 노란색, 녹색, 보라색 등 색깔이 뚜렷한 채소류와 과일, 마늘
과 파, 감귤류 등의 향이 강한 음식, 그리고 버섯류다.

이것들은 강력한 항산화작용을 한다. 늘 활성산소의 공격에
노출돼 있는 현대인에게 활성산소를 무독화시키는 식품들은 든
든한 아군이다. 특히, 마늘과 양배추를 추천하고 싶다.

미국 국립암연구소(NCI)가 만든 '디자이너 푸드 피라미드' 모

● 디자이너 푸드 피라미드 ●

암 예방효과 높음

마늘
양배추 콩
당근 생강 샐러리
브로콜리 토마토 가지 양파
피망 오렌지 레몬 고추 차(茶)
보리 감자 오이 메론 딸기
허브(바질, 민트, 오레기노, 세이지, 타라곤, 로즈마리 등)

출처 : 미국 국립암연구소(NCI)

델은 암 예방 효과가 높은 식품을 꼭대기에서부터 차례로 나열한 표다. 이 피라미드의 꼭대기에 군림하고 있는 것이 바로 '마늘'이다. 그리고 '양배추'가 그 다음이다.

스테이크를 마늘과 함께 굽는 경우가 많은데, 비단 향을 위해서만이 아니라 암을 예방하고 젊게 만들어주는 효과도 있다.

고기 구이집에 가면 양배추가 같이 나오는 곳이 많다. 이것은 아주 반가운 일이다. 고기를 먹기 전에 양배추를 먹고 장을 정비해두면 고기를 먹었을 때 속이 더부룩한 현상을 줄일 수 있다.

평소에 식사를 할 때도 식사 전에 양배추를 작은 접시로 한가득 담아 먹으면 좋다. 양배추는 장내세균이 아주 좋아하는 식이섬유가 풍부하고 장을 젊게 만드는 최고의 음식이다.

이외에 면역력을 높이고 항산화작용이 강한 식재료로는 발효식품이 있다. 특히 낫토(삶은 콩을 발효시켜 만든 일본 전통음식)는 젊음을 유지하는 데 매우 효과적이다. 낫토에는 골다공증을 예방하는 이소플라본이나 중성지방을 줄이는 레시틴 외에도 칼슘의 흡수를 돕는 비타민K 등이 들어 있다.

나는 연구실 옆의 백반식당에서 점심을 먹는데, 낫토와 오크라(아열대 채소), 마를 무친 '끈적끈적 삼형제'를 자주 먹는다. 끈적거리는 식재료에는 장내세균이 좋아하는 수용성 식이섬유가 가득해서 장을 젊게 만드는 효과가 아주 뛰어나다.

된장도 젊음을 되찾아주는 효과가 높다. 된장에는 누룩균과 유산균이 풍부해 장내세균의 활성화에도 효과적이고, 강력한 항암효과를 갖고 있다. 또 항산화작용이 강한 것으로 알려져 있다.

양배추를 된장에 찍어 먹는 것은 젊어지기 위한 식사에서 최고의 조합인 셈이다.

고기 먹는 법 4

항산화성분이 가득한 '올리브오일'

폴리페놀과 비타민E를
효과적으로 섭취하는 방법

스테이크를 구울 때 기름에도 신경을 쓰면 '고기의 힘'을 얻는 데 효과적이다. 이때 올리브오일을 추천한다. 올리브오일에는 항산화성분인 폴리페놀이나 비타민E가 가득 들어 있다.

폴리페놀은 장수 효과를 기대할 수 있는 성분으로 세계의 연구자들이 주목하는 영양소 중 하나다. 폴리페놀을 일상적으로 섭취하면 항산화작용이 향상돼 동맥경화나 뇌경색을 예방할 수 있으며, 체내환경을 정비하는 호르몬 촉진작용이 높아진다.

또한, 비타민E는 세포막의 산화를 막고 노화를 방지하는 영양소다. 올리브오일은 안티에이징(항노화)에 최적의 기름이라고 할 수 있다. 미국 식품의약품국(FDA)에서는 당뇨병으로 인한 동맥경화증의 개선에 올리브오일이 효과적이라고 발표했다.

올리브오일의 가장 좋은 점은 잘 산화되지 않는다는 점이다. 많은 식물유가 산화하기 쉬운 성질을 갖고 있는데, 산화된 것을 몸에 넣으면 체내 세포를 손상시킨다. 올리브오일의 지방산은 약 80퍼센트가 올레인산으로 구성돼 있다. 이 올레인산은 잘 산화되지 않는 성질을 가진 것으로 유명하다.

기원전 3500년 전, 오랜 옛날부터 올리브오일을 먹은 지중해 사람들은 고지방식을 자주 먹지만 동맥경화나 심장질환이 적은 것으로 알려져 있다.

올리브오일에는 다양한 종류가 있다. 특히 추천하고 싶은 것은 저온압착 방식의 엑스트라 버진 올리브오일(산도 0.8퍼센트 이하)이다. 용제 등을 이용해 제조된 올리브오일은 항산화성분이나 유효성분이 제거돼 있다. 특히, 엑스트라 버진 올리브오일은 보온효과가 높기로 유명하다. 장에 들어가면 장을 따뜻하게 해주고, 배변효과도 향상되며 장내 환경을 정비해준다.

오늘날 현대인은 오메가6불포화지방산의 섭취량이 늘고 오메가3불포화지방산의 섭취량이 줄어드는 불균형을 보이고 있다. 우울증 증가의 원인은 오메가6불포화지방산의 과잉 섭취 때문이라고도 한다.

오메가6불포화지방산은 리놀산이 많은 기름으로 옥수수유, 참기름, 콩기름, 홍화유, 마가린 등이다. 이것들은 모두 일상적으로 사용하는 기름인데 가급적 섭취를 자제해야 한다.

반대로 오메가3불포화지방산은 알파리놀렌산이나 DHA, EPA가 함유된 기름으로, 아마씨유, 차조기유, 들기름, 생선 기름에 풍부하다. 이것들은 산화되기 쉬우므로 불을 가하지 않고 먹어야 하며, 부족하지 않도록 챙겨 먹어야 한다.

채소→고기→밥
순서로 먹자

스테이크는 브로콜리,
버섯, 물냉이와 함께

고기를 먹을 때는 밥이나 빵을 함께 먹지 않는다. 특히 희게 정제된 식품은 피해야 한다. 백미나 밀가루는 혈당치를 급격히 높여버리는데, 혈당치가 높은 상태에 단백질이 들어오면 체조직의 '당화'가 급속히 진행된다. 당화는 몸을 노화시키는 심각한 원인이다.

식당에서 외식을 하면 스테이크와 함께 감자나 당근, 옥수수 등이 같이 나오는데, 이것도 별로 권하고 싶지 않다. 감자, 당근, 옥수수 등은 당질이 많이 든 음식이기 때문이다.

스테이크를 먹을 때는 브로콜리나 버섯류, 물냉이, 파슬리, 가지, 토마토 등 당질이 적고 항산화작용이 강한 채소가 잘 어울린다.

그럼에도 불구하고, 주식이나 당질이 들어간 채소를 함께 먹고 싶다면 먹는 순서를 고민해보자. 이때는 '채소 → 지질이 풍부한 요리(고기) → 당질이 풍부한 요리(밥)' 순서로 먹는 것이 좋다.

채소를 먼저 먹으면 식이섬유가 먼저 장에 도달한다. 먹는 양은 대략 네 숟가락에서 여섯 숟가락 정도면 된다. 식이섬유를 먼저 장으로 보낸 다음에, 고기 등의 고지방 식품이 들어가면 지질을 많이 흡수하지 않는다.

그런 후에 주식 등의 당질이 든 식품을 먹는다. 먼저 장에 식이섬유가 가득 도달해 있으면 혈당치가 완만하게 상승하도록 해줄 것이다.

과일을 먹고 싶을 때도 식후의 디저트로 조금만 먹는다. 색이나 향이 강한 과일에는 강력한 항산화작용이 있지만, 과당도 많이 들어 있다. 과당은 중성지방으로 몸에 축적되기 쉬운 당질이다. 과일의 장점을 효과적으로 섭취하기 위해서라도 소량만 먹는 것이 좋다.

고기 먹는 법 6 ───

건강에 좋은 물을
함께 마시자

1퍼센트의 칼슘이
동맥경화를 막는다

스테이크에 적합한 물은 칼슘이나 마그네슘이 풍부한 '경수 (hard water, 硬水)'다. 고기 요리에는 경수가 잘 어울린다. 상온으로 마시면 경수 특유의 맛 때문에 거부감을 느끼는 사람도 있다. 그런 경우에는 냉장고에서 적당히 차게 만든 후에 마시면 된다.

특히 중성지방이나 LDL콜레스테롤 수치가 높고, 뇌경색이나 심근경색이 우려되는 사람일수록 경수를 마시면 좋다.

물에 든 칼슘은 인체에 매우 좋은 작용을 한다. 칼슘이라고 하면 뼈나 치아를 형성하는 미네랄로 알려져 있다. 하지만 인체의 전체 칼슘 중 1퍼센트는 근육이나 신경, 혈액 등의 체액에 존재한다. 미미한 1퍼센트의 칼슘이 인간의 생명활동을 영위하는 데 매우 중요하다.

이 1퍼센트의 칼슘은 심장이 정상적으로 기능하도록 하고, 근육의 수축을 촉진하며, 산소의 활동력을 높이며, 혈액의 응고를 높여주는 등 많은 일을 한다. 이로 인해 체내환경이 정비되고 동맥경화를 예방하는 중요한 역할도 한다.

세계에는 '기적의 물'이라고 불리는 물이 몇 개 있다. 오래 전부터 그 물을 마셔온 지역 사람들은 건강수명이 길다고 알려져 있다. 예를 들어, 남프랑스의 '루르드의 물', 독일 북부의 '노르데나우의 물', 히말라야 산중의 '훈자의 물', 에콰도르의 '빌카밤바의 물', 멕시코 북부의 '트라코테의 물' 등이다. 이 물들은 모두 미네랄이 풍부하며 칼슘이 많다.

일본 역시 세계적으로 손꼽히는 장수국가다. 그런데 일본의 물은 연수(soft water, 軟水)이며 칼슘은 거의 들어 있지 않다. 그래도 장수하는 사람이 많은 것은 칼슘을 많이 섭취하는 식문화 덕분이다. 일본인이 많이 먹는 작은 생선이나 해조류, 푸른 잎채소에는 칼슘이 많이 들어 있어서, 전통적인 음식을 많이 먹을 경우에 칼슘 부족은 걱정하지 않아도 된다.

하지만 고기에는 칼슘이 거의 없다. 스테이크와 함께 경수를 마시면 좋다고 하는 이유도 그 때문이다.

"칼슘을 보충하는 데는 경수가 좋다"고 하면 꼭 "우유를 마시면 되지 않나요?"라고 묻는 사람들이 있다. 하지만 우유에 든 유당을 소화하는 효소가 적을 경우에 우유를 마시면 설사를 한다. 체질적으로 우유를 마실 수 있는 사람이라도 우유에 든 칼슘을 100퍼센트 흡수할 수 있는 것은 아니다.

하지만 경수에 함유된 칼슘은 이온화돼 입자가 세밀하므로, 몸속에 거의 100퍼센트 흡수된다. 경수는 칼슘을 보급하기에 매우 효율적이다. 한편, 경수는 미네랄이 많은 만큼 몸에 많은 부담을 준다. 따라서 취침하기 전이나 신장이 안 좋은 사람, 투병으로 체력이 약한 사람은 경수를 피하길 바란다.

좋아하는 사람과
이야기하며 식사하자

장수의 비결은
멋진 이성과의 식사

나는 한 의료종합회사의 사외이사를 맡고 있는데, 오랫동안 그 의료단의 수장을 맡은 분이 세이로카국제병원 이사장이었던 고(故) 히노하라 시게아키(日野原重明) 선생이다.

히노하라 선생은 100세가 넘어서도 현역 의사로 일해서 유명하다. 히노하라 선생이 즐겨 하시던 식사류를 보면 채소, 콩류, 생선은 물론이고 요구르트도 있다. 그리고 반드시 일주일에 두 번은 스테이크를 드셨다.

히노하라 선생은 꼭 멋진 레스토랑에서 스테이크를 드셨다. 게다가 사랑스럽고 멋진 여성이 늘 자리를 함께했다. "가끔은 저도 데려가세요" 하고 부탁했는데, "안 돼요, 후지타 선생이랑 가면 면역력이 떨어져요"라고 농담을 하며 끼워주지 않았다.

그런데 이것이야말로 히노하라 선생이 장수한 비결 중 하나라고 생각한다.

멋진 분위기에서 좋아하는 사람과 양질의 식사를 즐기는 것이야말로 면역력을 높이는 장수 비결이 아닐까? 멋진 레스토랑에서 아름답고 멋진 이성과 즐겁게 스테이크를 먹는 것도, 그 시간에 충실하기 위해 다른 사람을 끼워주지 않는 것도 면역력 향상을 위해서는 일리에 맞는 식사법이다.

즐겁다고 느끼면
지방이 연소된다

인체의 지방세포에는 '백색지방세포'와 '갈색지방세포'가 있다. 지방세포란 지방의 축적과 합성 등을 하는 세포다. 이중에 '백색지방세포'는 지방을 축적하는 작용을 하며 비만의 원인이 되는 세포다. 지방을 축적하면 몇 배로 부풀어 오르는데, 그래도 다 축적하지 못할 정도의 지방이 들어오면 세포를 분열시켜 수를 늘린다.

반면 '갈색지방세포'는 지방을 연소시키는 작용을 하며 운동을 하지 않아도 지방을 태워 비만을 해소해주는 세포다.

비만인 몸은 활성산소가 가득 찬 상태다. 살이 많이 찐 사람일수록 수명이 단축되기 쉬운 것은 활성산소의 영향이 강해서 면역력이 쉽게 떨어지기 때문이다.

따라서 50세가 넘으면 체중을 적절히 줄이는 것이 중요하다. 그러려면 갈색지방세포를 자극해 지방을 효율적으로 연소시키는 것이 유리하다.

지방을 어떻게 효율적으로 연소시킬 수 있을까? 갈색지방세포를 '즐겁다'는 감각으로 자극하면 된다.

맛있다, 좋은 냄새, 즐겁다, 기쁘다 등의 감각 속에서 식사를 하면, 본래 그 식품이 가진 열량 이상으로 체온이 상승하는 것을 관찰할 수 있다. 갈색지방세포가 자극을 받아 활성화되고 지방을 연소시키기 때문이다.

평소에 식사를 할 때도 즐거운 분위기 속에서 먹는 것이 중요한데, 스테이크 등의 고지방식을 먹을 때는 더욱 갈색지방세포를 자극하면서 먹어야 한다.

갈색지방세포를 제대로 자극하면 장으로 들어간 지방이 몸에 쌓이지 않고 효율적으로 소비된다. 갈색지방세포를 자극할 수 있다면 번거로운 칼로리 계산 따위는 하지 않아도 된다.

칼로리 계산이라는 산수가 끼어들면 식사는 공부처럼 느껴져 전혀 즐겁지 않다. 식사는 맛있고 즐겁게 했을 때 건강에 좋다는 것을 다시금 기억하자.

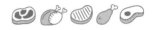

'고기의 힘'을 효과적으로 얻는 방법

❶ 일주일에 두 번 '고기의 날'을 정하자

"맛있다"는 감정은 사람의 마음을 따뜻하게 하고 삶의 기쁨을 느끼게 한다. 그렇지만 늘 맛있는 것만 먹으면 장도 피로해진다. 건강 면으로도 경제 면으로도 좋지 않다. 그러니 50세가 넘으면 일주일에 두 번만 '고기의 날'을 정해서 신나게 먹어보자.

❷ 고기는 반드시 채소와 함께 먹자

대장균 등의 나쁜 균은 식이섬유를 먹으면 비정상적으로 번식하지 않고 나쁜 짓도 하지 않는다고 했다. 또한, 고기 등의 고지방식을 먹어도 식이섬유를 풍부하게 함께 섭취하면 장의 나쁜 균과 독소의 양이 감소한다는 데이터가 보고됐다. 고기의 건강 효과를 누리면서 면역력의 저하를 막고, 암을 예방하려면 채소를 함께 먹는 것이 중요하다.

❸ 색깔이 뚜렷한 채소류, 마늘, 버섯으로 노화를 막자

면역력을 높이는 식재료로는 채소류와 콩류, 과일 등이 유명하다. 이런 식재료 중에서 젊음을 유지하는 데 좋은 것은 붉은색, 노란색, 녹색, 보라색 등 색깔이 뚜렷한 채소류와 과일, 마늘과 파, 감귤류 등의 향이 강한 음식, 그리고 버섯류다. 특히, 마늘과 양배추를 추천한다.

❹ 항산화성분이 가득한 '올리브오일'을 활용하자

스테이크를 구울 때 기름에도 신경을 쓰면 '고기의 힘'을 얻는 효과를 높일 수 있다. 이때 올리브오일을 추천한다. 올리브오일에는 항산화성분인 폴리페놀이나 비타민E가 가득 들어 있다.

❺ 채소 → 고기 → 밥 순서로 먹자

고기를 먹을 때는 밥이나 빵을 함께 먹지 않는다. 특히 희게 정제된 식품은 피해야 한다. 스테이크를 먹을 때는 브로콜리나 버섯류, 물냉이, 파슬리, 가지, 토마토 등 당질이 적고 항산화작용이 강한 채소가 잘 어울린다. 그럼에도 불구하고, 주식이나 당

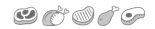

질이 들어간 채소를 함께 먹고 싶다면 '채소 → 지질이 풍부한 요리(고기) → 당질이 풍부한 요리(밥)' 순서로 먹는 것이 좋다.

❻ 건강장수에 좋은 물을 함께 마시자

스테이크에 적합한 물은 칼슘이나 마그네슘이 풍부한 '경수' 다. 고기 요리에는 경수가 잘 어울린다. 상온으로 마시면 경수 특유의 맛 때문에 거부감을 느끼는 사람도 있다. 그런 경우에는 냉장고에서 적당히 차게 만든 후에 마시면 된다. 특히 중성지방이나 운반콜레스테롤 수치가 높고, 뇌경색이나 심근경색이 우려되는 사람은 경수를 마시면 좋다.

❼ 좋아하는 사람과 이야기하며 식사하자

멋진 분위기에서 좋아하는 사람과 양질의 식사를 즐기는 것이야말로 면역력을 높이는 비법이다. 맛있다, 좋은 냄새, 즐겁다, 기쁘다 등의 감각 속에서 식사를 하면, 본래 그 식품이 가진 열량 이상으로 체온이 상승하는 것을 관찰할 수 있다. 갈색지방세포가 자극을 받아 활성화되고 지방을 연소시키기 때문이다.

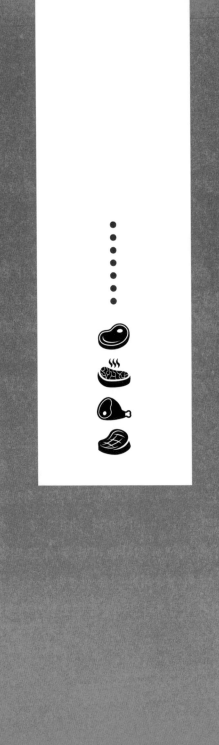

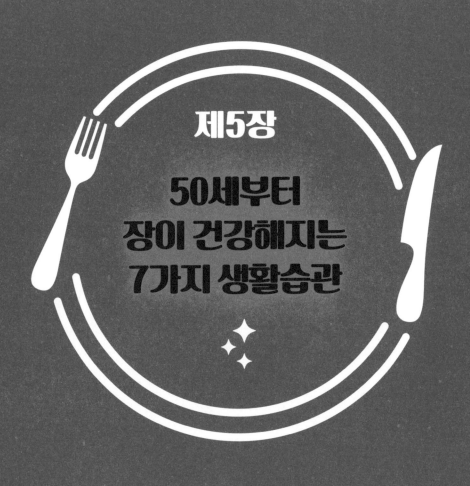

제5장

50세부터
장이 건강해지는
7가지 생활습관

최근 이십 년 동안 '노인'이란 단어의 정의가 완전히 바뀌었다. 일하기 싫은 사람까지 모두가 다 일할 필요는 없지만, 지금 오십 대인 사람은 적어도 앞으로 이십 년은 더 일할 수 있을 것이다. 다만 그러기 위해서는 심신이 모두 건강하고 자립할 수 있어야 한다.

60세에 은퇴하고 그 후에 좋아하는 일을 하면서 지내고 싶어도 건강하지 않다면 아무 소용없다. 가능하면 죽기 직전까지 아픈 곳 없이 살다가 건강수명이 다했을 때 임종을 맞이하고 싶은 것이 모두의 바람일 것이다.

_와다 히데키(일본 정신과의사, 《남은 50을 위한 50세 공부법》 저자)

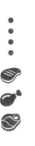

식사는
체내시계에 맞추자

먹는 시간만 바꿔도
살이 잘 찌지 않는다

건강수명을 늘리는 습관 중에 중요한 것이 식사를 하는 '시간' 이다. 앞서 고기의 효능에 대해 이야기했는데, 아무리 좋은 식품 이라도 밤 9시가 넘으면 먹지 말아야 한다. 즉, 밤 9시가 넘으면 '고기의 날'이라고 정했더라도 고기를 포기한다.

밤 9시로 정한 데는 이유가 있다. 우리 체내시계는 BMAL1(비말 1, 근육에 있는 생체시계 단백질)이라는 물질이 조정한다고 알려져 있다. 이 단백질은 지방의 흡수를 조정하는 역할도 한다.

BMAL1은 밤 9시부터 심야 2시 무렵까지 분비량이 정점에 달한다. 그러니 이 시간대에 지방이 많은 식품을 먹으면 몸에 지방이 쌓이기 쉽다.

반면에 분비량이 가장 적은 때는 오후 3시 정도다. 이 시간대는 밤 9시 이후의 정점에 비해 10퍼센트 정도로 줄어든다. 만약 지방이 많은 간식을 먹고 싶다면 오후 3시에 먹는 것이 좋다.

우리가 흔히 말하는 "밤 9시 이후에 먹으면 살이 찐다"는 이야기나 "오후 3시에 간식을 먹는다"는 습관은 나름대로 의미가 있었던 것이다.

밤 9시 이후에 식사를 하지 않는 것은 숙면을 위해서도 중요하다. 몸을 젊게 만드는 작용을 하는 성장호르몬은 잠을 잘 때 많이 분비된다. 특히 분비량이 많아지는 때는 밤 10시부터 새벽 2시 정도까지로, 정점은 밤 12시부터 새벽 1시 사이라고 한다. 그러니 이 시간대에는 가급적 잠들어 있는 것이 좋다.

또한, 성호르몬도 숙면을 취할 때 분비된다. 숙면은 젊음을 유지하기 위해 반드시 필요한 요소다. 그런데 음식을 먹고 바로 자면 위장이 소화·흡수를 위해 일해야 하기 때문에 잠을 깊게 잘 수 없다.

장과 뇌는 연동돼 있어서 장이 계속 일을 하면 뇌도 편안히 휴식을 취하지 못한다. 특히 당질이 많은 식사는 절대 밤에 먹으면 안 된다. 포도당은 뇌로 바로 가기 때문이다.

일 때문에 9시 이후에 저녁 식사를 할 수밖에 없는 사람들도 분명 많을 것이다. 이런 사람들은 아예 저녁을 먹지 않고 자는 편이 몸에 좋다. 나 역시 귀가가 늦어지면 가급적 아무것도 먹지 않고 잠자리에 든다. 잠자는 시간만이라도 장을 푹 쉬게 해주기 위해서다.

물론 "저녁을 먹지 않고 자면 배가 고파서 잠이 안 온다"고 이야기하는 사람들도 있다. 그럴 경우에는 살짝 익힌 두부처럼 당질이 들어 있지 않고, 장에 부담이 없으며, 몸을 따뜻하게 해주는 식품을 먹기를 추천한다. 그러면 높아진 체온이 낮아지는 타이밍에 잠이 잘 들고 깊이 잘 수 있다.

그런 의미로 어쩔 수 없이 밤늦게 식사를 해야 할 경우, 몸을 따뜻하게 해주는 식사를 하도록 노력하자.

"꼬르륵"
소리가 나면 먹자

꼬박꼬박 하루 세 끼를 먹는 것이
반드시 좋은 건 아니다

다음 중에서 어느 쪽이 더 건강할까?

A. 생활리듬을 맞추기 위해 하루에 세 번, 가급적 정해진 시간에 식
   사를 한다.

B. 장을 쉬게 하고 건강을 유지하기 위해 식사 횟수를 줄인다. 또는
   간헐적 단식을 한다.

A는 전통적인 건강정보, B는 최근에 주목을 받고 있는 건강정보다. 질문에 답하자면, 어느 쪽도 장을 위해서는 옳지 않다. 올바른 답은 '장의 소리'를 듣고 식사하는 것이다.

장은 병으로부터 몸을 지켜주는 최대 면역기관이다. 장이 건강해지는 식사를 하면 면역력이 향상돼 약이 필요없다. 반대로 장에 부담이 큰 식사를 하면 면역력이 떨어져 병에 걸리기 쉽다.

장은 우리에게 늘 이야기한다. 배에서 "꼬르륵" 소리가 나는 것도 그중 하나다. 위장이 먹은 음식의 소화·흡수 작업을 끝내면 배에서 "꼬르륵" 소리가 난다. 이것은 "다음 음식을 보내줘"라고 장이 보내는 신호다.

결국, 먹은 음식의 소화·흡수 작업을 끝내고 다시 받아들일 준비가 됐다는 신호를 들은 후에 식사를 하는 것이 건강하게 장수하는 방법이다.

물론 생활리듬을 맞추는 것은 체내리듬을 정상적으로 기능하게 하며 건강을 위해서도 중요하다. 하지만 장이 받아들일 준비가 안 됐는데 음식을 밀어 넣으면 장은 지칠 수밖에 없다. 장이 피폐해지면 장내 균형이 깨지고 면역력이 떨어진다.

다음 식사 시간까지 배에서 "꼬르륵" 소리가 나게 하려면 너무 배부르지 않게 먹어야 한다. 식사를 할 때 배가 터지도록 먹으면 장은 피로해진다. 살짝 배가 고픈 정도에서 숟가락을 놓는 것이 장을 건강하게 일하도록 하고, 생체리듬을 정비하는 유일한 방법이다.

단식을 하지 않아도
해독은 가능하다

최근 들어 간헐적 단식이나 1일 1식이라는 건강법도 자주 눈에 띈다. 장이 "꼬르륵" 소리를 내고 있는데 먹지 않는 것은 그다지 자연스럽지 않다. 장의 신호를 무시하고 뇌로만 건강을 생각하면, 장에는 부자연스러운 일을 강요하게 된다.

"단식을 하면 장내 유해물질이 몸 밖으로 배출돼 깨끗해진다"고 말하는 사람도 있다. 하지만 단식을 하지 않아도 매일 식이섬유를 충분히 섭취하고 최고의 대변을 배설하면 장내에 유해물질이 쌓이지 않는다. 배변이야말로 몸에 가장 좋은 해독(디톡스) 작용이다. 즉, 일정량을 매일 배변해야 되므로, 아무것도 먹지 않는 것은 해독에 좋지 않다.

단식은 장에 큰 부담을 준다. 단식을 하면 장관이 일시적으로 사용되지 않으므로, 장의 점막이 급속히 위축된다. 영양소를 흡수하는 융모도 위축되고, 장의 점액물질이 감소해 장관의 기능이 악화되는 것이다. 장관의 기능이 저하되면 나쁜 균이 우세한 장내 환경이 형성될 수밖에 없다. 그러면 결국 살이 잘 찌는 장이 된다.

단, 식사를 할 때 과식을 한 탓에 다음 식사시간까지 "꼬르륵" 소리가 나지 않는다면, 장을 위해 한 끼 정도 거르는 것도 좋다. 이것은 장을 배려한 조정으로 간헐적 단식과는 다르다.

장은 인체 면역의 대부분을 주도하며 건강을 유지하는 데 중요한 기관이다. 건강하게 장수하려면 장의 목소리를 잘 듣고 장이 바라는 식사를 해야 한다.

숨이 차는 운동은
하지 말자

적당한 운동으로
몸 단련하기

일본은 세계적으로 손꼽히는 장수국가다. 하지만 일본인의 건
강수명은 그리 길지 않다.

2013년의 통계를 보면 일본 남성의 건강수명은 71.19세, 여성
의 건강수명은 74.21세다. 같은 해의 평균수명은 남성이 80.21
세, 여성이 86.61세이므로, 죽기 전까지 10년 정도는 건강하지
않은 상태로 보내는 셈이다.

게다가 남성의 비만율은 2006년에 29퍼센트나 됐다. 또한, 최근 40년 동안에 심근경색으로 인한 사망률이 1.6배나 늘어났다.

어째서 일본인의 건강이 이토록 위협받게 된 것일까? 그 원인 중 하나는 바로 '운동부족'이다.

일본의 국민건강·영양조사에서는 한 번에 30분 이상의 운동을 일주일에 두 번 이상, 1년 넘게 계속하는 사람을 '운동습관이 있는 사람'으로 분류하고 있다. 이 기준에 비춰보면 운동습관을 가진 사람은 국민의 셋 중 한 명이다.

또한, "일주일에 1시간, 땀이 날 정도로 운동을 하면 생활습관병을 예방할 수 있다"는 보고도 있다. 건강증진을 위해 필요한 운동이란 '적당한 운동'이다. 운동이 부족하다고 느끼는 사람은 우선 걷기부터 시작하는 것도 좋다. 특히 50세가 넘은 사람은 숨이 차고 과격한 운동을 할 필요가 없다. 운동을 너무 심하게 하면 오히려 몸을 아프게 하고 스트레스가 돼 활성산소가 늘어나는 역효과를 가져온다.

적당한 운동이란 안정돼 있을 때보다 심박수가 1.5배 늘어나는 운동이다. 워킹이나 빠르게 걷기, 스트레칭 등을 20~30분 정도 계속하면 충분하다.

생활습관 4 ────

온천에서 심호흡을 하면
몸이 순환된다

고체온, 고산소, 저당질로
미토콘드리아 엔진을 활성화

나는 몇 십 년 전부터 일주일에 한 번은 집 근처 온천에 가고 있다. 최근에는 도시 주변에도 좋은 온천시설이 늘어났다. 지방으로 굳이 여행을 가지 않아도 일상생활 속에서 온천을 즐길 수 있게 된 것이다. 온천욕은 심신의 활력을 되찾는 데 아주 좋다.

50세 정도가 되면 에너지 생성을 위한 중심 엔진을 미토콘드리아계로 이행시키는 것이 좋다고 말했다. 미토콘드리아 엔진은 고체온, 고산소, 저당질의 체내환경에서 활성화된다.

매일 목욕을 통해 체온을 높여주고, 일주일에 한 번 온천욕으로 천천히 체온을 높이는 일은 미토콘드리아 엔진을 원활하게 가동시키는 데 중요하다. 반면에, 해당 엔진은 저체온, 저산소, 고당질의 체내환경에서 활성화된다. 저체온이나 저산소, 고당질의 몸 상태가 되면 해당 엔진이 미토콘드리아 엔진의 활성을 방해해 혈당치가 높아지거나 활성산소가 발생하기 쉬워진다. 그렇게 되면 몸의 균형이 깨져서 건강에 좋지 않다.

한편, 암세포는 해당 엔진에서 에너지를 얻기 때문에 고체온, 고산소, 저당질의 체내환경에서는 증식하지 못한다. 목욕으로 몸을 잘 데워주는 것은 암을 예방하기 위해서라도 꼭 필요한 일이다.

내 경우에는 온천에 가면 먼저 실내탕에 몸을 천천히 담근다. 몸이 충분히 데워지면 그 다음에는 노천탕으로 간다. 노천탕에서는 심신이 힐링될 때까지 심호흡을 반복한다. 이렇게 하면 한 번에 고체온과 고산소를 얻는 효과가 있다.

그러고 나서 노천탕 가장자리에서 복근운동을 한다. 수건 한 장으로 운동을 하는 모습을 들키면 부끄러우니 아무도 없을 때만 하지만, 나에게는 아주 좋은 운동이 된다.

젊음의 최고 비결은
남녀 사이의 설렘이다

성호르몬이 끊이지 않게
또는 너무 넘치지 않게

젊음과 건강장수를 실현하려면 성호르몬의 분비량이 줄어들지 않아야 한다. 성호르몬은 식사, 수면, 운동의 균형이 이뤄질 때 원활히 분비된다. 몸이 젊어지거나 생생한 기운이 느껴진다면 성호르몬이 원활히 분비되고 있는 증거라고 할 수 있다.

고기를 먹거나 운동을 해서 성호르몬이 원활히 분비되고 있다면, 이제는 성호르몬을 잘 사용하는 방법에 대해 생각해봐야 한다. 인간의 몸은 혈액과 림프액, 호르몬 등이 각 부분을 순환하며 건강을 유지한다. 그 흐름을 막지 않고 매끄럽게 흘려보내는 것이 젊고 건강하게 사는 비결이다. 특히 성호르몬을 건강장수에 활용하려면 끊이지 않게, 너무 넘치지 않게 유지하는 것이 중요하다.

성호르몬은 무엇보다 남녀 간의 교류에 사용하는 것이 제일이다. 아무리 나이가 들어도, 살아있는 인간이라면 설레는 마음을 가지고 있다. 설레는 마음을 잃지 않는다면 나이에 상관없이 마음이 청춘으로 살고 있는 것이다.

> 때로는 스무 살 청년보다
> 예순 살 노인이 더 청춘일 수 있다.
> 누구나 세월만으로 늙어가지 않고
> 이상을 잃어버릴 때 늙어가나니.

새뮤얼 울먼(Samuel Ullman)의 '청춘'이라는 시의 한 구절이다. 나이는 들어도 감성을 갈고 닦는 한 마음은 계속 젊어질 수 있다. 하지만 반대로 "이제 나이가 들었으니 이성은 못 만나"라고 자신의 성적 매력을 포기하게 되면, 몸은 내리막길을 달리듯 금세 늙을 것이다.

'있는 그대로' 살면
마음이 가벼워진다

마음이 가벼워지는
나만의 삶의 방식

"선생님은 어떻게 늘 웃으며 온화한 마음을 유지하세요?"

강연회에 가면 이런 질문을 자주 받는다.

과거에는 '순간 급탕기'라고 자칭할 만큼 쉽게 화를 냈기 때문에 이런 말을 들으면 매우 기쁘다. 사실 내가 젊었을 때와 크게 달라진 비결은 '있는 그대로' 사는 법을 알았기 때문이다.

이것은 장수를 위해 매우 중요한 생활습관이다. 내 인생관은 정글이 있는 커다란 섬인 인도네시아의 칼리만탄 섬에서 보낸 경험 덕분에 많이 바뀌었다. 칼리만탄 섬은 브루네이, 말레이시아와도 영토를 나눠 가진 섬으로 '보르네오 섬'이라는 이름으로도 알려져 있다.

지난 40여 년 동안 나는 매년 여름만 되면 칼리만탄 섬에 가서 휴가를 보냈다. 수도도 없고 전기도 충분히 공급되지 않아 원시적인 생활을 하는 지역이지만, 그곳에만 가면 마음속 깊이 많은 것을 배우곤 했다. 그러다가 다시 인간관계가 복잡한 도시에 돌아오면 시간이 느긋하게 흘러가던 칼리만탄 섬이 너무도 그리웠다.

그곳에서의 일상은 모든 것에 여유가 묻어나고, 친절을 주고받는 것이 당연했다. 예를 들어, "고마워"라는 한 마디에도 인도네시아적인 사고방식이 잘 드러난다. 보통 "고마워"는 '너에게 감사하다'는 의미다. 하지만 인도네시아의 "테레마카시(고마워)"는 '받는 것이 당연하다'는 의미로 감사하다는 의미는 없다.

도시에서는 누군가에게 친절을 베풀었을 때 "고마워"라고 인사하지 않으면 화를 내는 사람이 많지만, 인도네시아에서는 "테레마카시"라는 말을 하지 않았다고 화를 내는 사람이 없다. 자신에게 여유가 있을 때 남에게 베푸는 것은 당연하다고 생각하기 때문이다.

인도네시아인의 이렇게 솔직하고 꾸밈없는 삶 속에 있으면서 나는 내 스타일대로 사는 것이 얼마나 마음 편한 일인지 알았다. 그중에서도 '있는 그대로 살기'라는 삶의 방식을 배운 것은 인생의 큰 재산이 됐다.

불편한 인간관계가 수명을 단축시킨다

나는 '있는 그대로'의 인생관을 갖고 나서부터 사는 것이 아주 편해졌다. 잘 맞지 않는 사람이 있으면 더 이상 교류하지 않는다. 서로의 '있는 그대로'를 존중하면 잘 맞지 않는 사람과 억지로 사이좋게 지내려고 노력할 필요가 없기 때문이다.

많은 자기계발서에는 "타인을 바꿀 수는 없다. 그런 노력을 할 거라면 차라리 자신을 바꾸는 것이 쉽다"고 적혀 있다. 하지만 실제로는 자신을 바꾸는 것만큼 스트레스가 많이 쌓이는 일도 없다. 스트레스는 수명을 확실히 단축시키는 일이다. 마음에 들지 않는 인간관계 때문에 자신의 수명을 단축시키지 말자.

일이든 친구 관계든 잘 맞지 않는 사람이 있으면 '이 사람도 있는 그대로 사는 거야'라고 생각하며 그냥 멀어지게 내버려둔다. 내 스타일을 관철하는 태도로 인해 의학계에서는 종종 튀기도 하지만, 자신의 '있는 그대로'를 알면 그마저도 신경 쓰이지 않는 법이다.

술자리도 마찬가지다. 이미 내 성향이 많이 알려지긴 했지만, 종종 술자리를 권유받는다. 좋아하는 사람이 부른다면 기쁘게 달려가지만, 별로 좋아하지 않는 사람이 부를 때는 뻔한 거짓말을 해서라도 거절한다.

어느 날, 아주 불편한 사람이 술을 함께하자고 권했다. 그래서 "어머니가 위독하셔서 서둘러 집에 가야 할 것 같은데, 미안해요"라며 이미 세상을 떠나신 어머니까지 등장시켰다. 그러자 그 사람이 "지난번에도 똑같은 말씀을 하셨는데요, 선생님"이라고 말하며 포기한 적도 있다. 민망하긴 하지만, 상대방에게 상처를 주지 않으려고 완곡하게 거절했기 때문에 다시는 권하지 않을 것이라고 믿는다.

아무튼 나에게 이런 생활습관이 생기고 나서 모든 상황이 괜찮아졌다. '있는 그대로'의 삶은 건강의 기초라고 할 수 있다.

건강은 늙지 않는
장에서 시작된다

노화 속도에는
개인차가 있다

자신의 얼굴을 거울에 비춰보자.

나이보다 젊게 보이는가? 아니면, 더 늙어 보이는가?

50세가 넘으면 노화의 속도에 개인차가 생긴다. 나이를 느낄 수 없을 만큼 젊은 사람도 있고, 계속 나이가 드는 사람도 있다. 50세가 넘으면 실제 나이와 신체나이가 서로 같지 않다. 실제 연령은 그저 기호에 불과하고, 신체나이가 수명을 결정한다. 하지만 늙어 보이는 얼굴을 가진 사람일수록 빨리 죽기 쉽다는 것은 안타깝게도 분명한 사실이다.

덴마크남부대학교의 카레 크리스텐센(Kaare Christensen) 교수는 "겉보기에 나이가 들어 보이는 사람은 실제 수명도 짧다"는 연구결과를 발표했다.

먼저 2001년에 70대 이상인 913쌍의 쌍둥이(총 1,826명) 사진을 촬영해, 각각 몇 살로 보이는지 41명의 의사에게 물었다. 그런 다음에 2008년에 추적조사를 했더니, 쌍둥이 형제 중에서 실제 나이보다 더 늙어 보인 쪽이 빨리 사망한다는 결과를 얻었다.

쌍둥이는 유전적 요인이 거의 유사하다. 하지만 나이가 들면 외형에 차이가 생긴다. 이 외형적인 차이를 가져오는 것은 바로 '생활습관'이다.

크리스텐센 교수는 "사람의 수명은 유전적 요인으로 결정되는 일이 거의 없으며, 75퍼센트는 태어난 후 지금까지의 환경과 생활습관이 결정한다"고 말했다.

즉, '부모님이 장수했으니 나도 오래 살 것이다', '부모님이 단명했으니 나도 일찍 죽겠지'라는 생각은 할 필요도 없다는 것이다. 수명은 자신의 생활방식에 달려 있다.

인간은 '장'부터 늙는다
그래서 생활습관이 중요하다

젊은 외모를 유지하려면 어떻게 해야 할까?

앞에서부터 여기까지 충실히 읽었다면, 그 비결을 이미 알 것이다.

일주일에 두 번 스테이크를 먹어서 세포를 젊게 만들고, 성호르몬의 분비가 원활하도록 만들면 된다. 동시에 식이섬유가 풍부한 채소를 섭취해 장내 환경을 정비하고 장내세균을 늘린다. 이때 색과 맛, 향이 강한 채소를 즐겨 먹으면 활성산소의 독을 줄일 수 있다.

특히, 장은 소화·흡수, 면역, 해독이라는 중요한 역할을 한다. 장이 이런 세 가지 역할을 제대로 해내면 사람은 늘 젊게 살 수 있다. 그런데 장은 가장 빨리 노화가 시작되는 장기다. 사람은 장부터 늙기 시작한다.

우리에게 '먹고 싸는' 일은 태어나서 죽을 때까지 계속되는 가장 중요한 일이다. 하루도 쉬지 않고 중요한 일을 하고 있기 때문에 노화 속도도 빠를 수밖에 없다. 그러니 장이 노화되는 속도를 완만하게 만드는 것이 건강수명을 늘리기 위해 가장 중요하다.

외모가 젊은 사람은 젊은 장을 갖고 있다. 반대로 나이가 들어 보이는 사람은 장이 노화돼 있다. 자신의 얼굴을 보면 장의 상태를 알 수 있다고 생각하면 된다. 실제 나이는 바꿀 수 없지만 장의 나이는 자신이 어떻게 하느냐에 따라 바꿀 수 있다.

오늘부터 당신의 생활습관이 어떻게 달라질지 기대된다.

백세장수를 실현하는 튼튼한 장 만들기

❶ 식사는 체내시계에 맞추자

건강수명을 늘리는 습관 중에 중요한 것이 식사를 하는 '시간'이다. 앞서 고기의 효능에 대해 이야기했는데, 아무리 좋은 식품이라도 밤 9시가 넘으면 먹지 말아야 한다. 밤 9시 이후에 식사를 하지 않는 것은 숙면을 위해서도 중요하다. 그런 의미로 어쩔수 없이 밤늦게 식사를 해야 할 경우, 몸을 따뜻하게 해주는 식사를 하도록 노력하자.

❷ "꼬르륵" 소리가 나면 먹자

장은 우리에게 늘 이야기한다. 배에서 "꼬르륵" 소리가 나는 것도 그중 하나다. 위장이 먹은 음식의 소화·흡수 작업을 끝내면 배에서 "꼬르륵" 소리가 난다. 이것은 "다음 음식을 보내줘"라고 장이 보내는 신호다. 결국, 먹은 음식의 소화·흡수 작업을

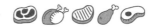

끝내고 다시 받아들일 준비가 됐다는 신호를 들은 후에 식사를
하는 것이 건강하게 장수하는 방법이다.

❸ 숨이 차는 운동은 하지 말자

"일주일에 1시간, 땀이 날 정도로 운동을 하면 생활습관병을
예방할 수 있다"는 보고가 있다. 건강증진을 위해 필요한 운동이
란 '적당한 운동'이다. 운동이 부족하다고 느끼는 사람은 우선
걷기부터 시작하는 것도 좋다. 적당한 운동이란 안정돼 있을 때
보다 심박수가 1.5배 늘어나는 운동이다. 워킹이나 빠르게 걷기,
스트레칭 등을 20~30분 정도 계속하면 충분하다.

❹ 온천에서 심호흡을 하면 몸이 순환된다

50세가 되면 에너지 생성을 위한 중심 엔진을 미토콘드리아
계로 이행시키는 것이 좋다. 미토콘드리아 엔진은 고체온, 고산
소, 저당질의 체내환경에서 잘 기능한다. 매일 목욕을 통해 체온
을 높여주고, 일주일에 한 번 온천욕으로 천천히 체온을 높이는
일은 미토콘드리아 엔진을 원활하게 가동시키는 데 중요하다.

한편, 암세포는 해당 엔진에서 에너지를 얻기 때문에 고체온, 고산소, 저당질의 체내환경에서는 증식하지 못한다. 목욕으로 몸을 잘 데워주는 것은 암을 예방하기 위해서라도 꼭 필요한 일이다.

❺ 젊음의 최고 비결은 남녀 사이의 설렘이다

젊음과 건강장수를 실현하려면 성호르몬의 분비량이 줄어들지 않아야 한다. 성호르몬은 식사, 수면, 운동의 균형이 이뤄질 때 원활히 분비된다. 또한, 성호르몬을 건강장수에 활용하려면 끊이지 않게, 너무 넘치지 않게 유지하는 것이 중요하다. 성호르몬은 무엇보다 남녀 간의 교류에 사용하는 것이 제일이다. 설레는 마음을 잃지 않는다면 나이에 상관없이 마음이 청춘으로 살고 있는 것이다.

❻ '있는 그대로' 살면 마음이 가벼워진다

'있는 그대로' 사는 법은 장수를 위해 매우 중요한 생활습관이다. 잘 맞지 않는 사람과 억지로 사이좋게 지내려고 노력할 필요

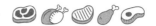

가 없기 때문이다. 스트레스는 수명을 확실히 단축시키는 일이다. 마음에 들지 않는 인간관계 때문에 자신의 수명을 단축시키지 말자.

❼ 건강은 늙지 않는 장에서 시작된다

50세가 넘으면 노화의 속도에 개인차가 생긴다. 나이를 느낄 수 없을 만큼 젊은 사람도 있고, 계속 나이가 드는 사람도 있다. 50세가 넘으면 실제 나이와 신체나이가 서로 같지 않다. 특히, 장은 소화·흡수, 면역, 해독이라는 중요한 역할을 한다. 장이 이런 세 가지 역할을 제대로 해내면 우리는 늘 젊게 살 수 있다. 그러니 장이 노화되는 속도를 완만하게 만드는 것이 건강수명을 늘리기 위해 가장 중요하다.

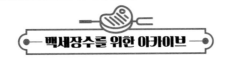
50세 이후의 장 건강법*

'뇌'는 눈앞의 쾌락을 우선하며 우리를 비만과 질병에 빠뜨린다. 똑똑한 '장'을 돌보고 장의 명령을 따르는 일이야말로 건강과 행복을 실현하는 지름길이다.

행복은 '뇌'가 아니라 '장'이 느끼게 해야 한다

장은 '제2의 뇌'라고들 하지만 말도 안 된다. 장은 뇌보다 훨씬 똑똑하고, 인체에서 가장 중요한 장기다. 장내세균은 소화기능뿐만 아니라, 비타민류를 합성하거나 면역을 활성화시켜 병원균을 배제하는 작용도 한다.

나아가 행복함을 느끼게 하는 도파민이나 세로토닌 등의 '행복물질'의 전구체(어떤 물질이 생성되기 전 단계의 물질)를 합성해

---

* 2014년 3월, 저자가 〈닛케이 스타일(NIKKEI STYLE)〉에 기고한 내용을 발췌한 것이다.

뇌로 보내는 것도 장내세균이다. 즉, 젊음을 유지하고 질병을 예방하며 행복감을 부여하는 것은 장인 셈이다.

현대인의 장내세균은 급격히 줄어들고 있는데, 40~50대 남성의 장내세균 양은 제2차 대전 이전의 3분의 1 수준으로 떨어졌다. 채소를 먹지 않게 되니 장내세균의 먹이가 되는 식이섬유의 섭취량이 감소했다. 또한, 식품첨가물이나 스트레스로 인한 타격도 원인이다.

이때 무서운 것은 활성산소다. 대기오염이나 전자파, 각종 스트레스로 인해 몸속에 활성산소가 발생하면 여러 세포와 장내세균을 공격하고 타격을 준다.

장은 탄수화물을 싫어한다

50대는 장을 운영하는 식사법을 바꾸기에 가장 적합한 때다. 50세부터는 몸을 움직이기 위한 주 엔진이 바뀌기 때문이다.

몸을 움직이는 엔진은 두 종류가 있는데, 하나는 탄수화물을 당으로 바꿔 순발력을 낳는 '해당(解糖) 엔진'이고, 또 하나는 산소를 연료로 삼아 지속력을 낳는 '미토콘드리아 엔진'이다.

활동적인 30~40대의 엔진은 해당 엔진이며, 그 원료는 밥이나 빵 등의 탄수화물이다. 50대가 되면 서서히 주 엔진이 미토콘드리아 엔진으로 전환된다. 장을 주로 움직이는 것이 바로 이 미토콘드리아 엔진인데, 그 원료는 산소다.

그런데 50세가 넘어서도 변함없이 과자나 빵을 먹으면 해당 엔진이 활발해지고 미토콘드리아 엔진이 제대로 돌아가지 않는다. 그러면 들어온 산소가 제대로 사용되지 못한 채 활성산소가 돼 장에 타격을 준다.

일본인의 4대 질환이라 불리는 암, 심근경색, 뇌졸중, 당뇨병에는 모두 활성산소가 관계돼 있다. 나이가 들면서 이러한 병에 걸리는 것은 2개의 엔진을 전환시키지 못한 데 있다.

또한, 50세 이후에는 탄수화물류는 먹지 않는 편이 좋다. 하지만 이 모든 사실을 알고 있어도 먹게 된다. 뇌는 성욕과 식욕에 충실하고 쾌락을 아주 좋아한다. "맛있다"는 쾌감이 뇌를 흥분시켜 먹으라며 잘못된 지령을 내리는 것이다. 어리석은 뇌의 지령은 무시하고, 진지하게 몸을 정상으로 유지시키는 장의 명령에 따라야만 한다.

장은 당이 많은 것을 싫어한다. 물론 이렇게 말하는 나도 피곤할 때면 "어리석은 뇌도 좀 달래줘야지" 하고 초콜릿을 1개 정도는 먹지만 말이다.

장의 지령에 따르려면 먼저 화장실에서 큰 볼일을 본 후 물을 내리기 전에 대변을 잘 관찰해야 한다. 변의 80퍼센트는 수분이며, 나머지 중에서 3분의 1은 장내세균, 3분의 1은 떨어져 나온 장의 세포, 또 3분의 1은 먹은 음식 찌꺼기다.

장이 잘 기능하는 사람일수록 장내세포가 많고 식이섬유가 많아서 변이 크다. 또한, 냄새가 적고 황금색을 띠며 단단하기는 치약 정도인 것이 가장 좋다. 이러한 변이 어려움 없이 쑥 나온다면 장이 보내는 좋은 신호다. 반대로, 변이 작고 냄새가 심하며 색도 검다면 장내세균이 위험한 징조라고 생각할 수 있다.

건강한 장을 위해 식이섬유가 풍부한 채소와 과일, 유산균이 풍부한 낫토나 된장을 잘 챙겨 먹자. 특히 색이 진한 채소는 활성산소를 제거하는 항산화물질, 피토케미컬(phytochemical, 식물 속에 들어 있는 화학물질로 각종 미생물·해충 등으로부터 자신의 몸을 보호하는 역할)이 풍부하니 일석이조다.

좋아하는 사람과 기분 좋게 식사하는 것도 장에게는 중요하다. 즐겁게 식사를 하면 면역력이 올라간다. 지방을 연소시키는 세포를 활성화시켜 살도 덜 찐다고 알려져 있다.

나는 아무리 바빠도 운동센터에서 짧게 수영을 하거나 온천에 가서 몸을 따뜻하게 데워주기를 거르지 않는다. 그 이유는 미토콘드리아 엔진을 잘 작동시키기 위해서다. 산소를 들이마시면서 무리하지 않는 선에서 운동을 하고, 몸을 따뜻하게 하면 미토콘드리아 엔진이 활성화돼 장도 기뻐한다.

위생 면에서 느긋하면 장은 오히려 건강해진다

O-157(병원성대장균의 일종으로 식중독의 원인균)에 감염됐을 때 증상이 심각해지는 사람과 가벼운 설사로 끝나는 사람의 차이는 장내세균 때문이다.

평소에 장에 잡다한 균을 넣어두면 장내세균이 단련돼 배탈이 잘 나지 않는다. 독감이나 노로바이러스가 맹위를 떨치고 꽃가루 알레르기와 아토피가 늘어나는 원인은 과하게 청결에 신경 써서 면역력이 떨어졌기 때문이다. 사실 나는 항균·제균 상품은 쓰지 않고, 손을 씻을 때도 약용 비누는 사용하지 않는다.

흙투성이가 돼 뛰어놀았던 아이들은 몸이 건강하고 감기에도 잘 걸리지 않는 법이다. 마찬가지로 어른도 위생 면에서 어느 정도 느긋하고 대범한 것이 좋다.

글을 마치며

건강장수를 위해
'고기의 힘'을 활용하자

추운 겨울에 냄비에 고기를 삶아 먹으려고 하니,

향기로운 냄새를 맡은 이웃집 주인이

한 입 먹자며 젓가락을 들고 왔다.

이 글귀는 에도시대(1603~1867년, 에도가 정치의 중심이었던 시대)
시인인 요사부손(与謝蕪村)의 작품에 나오는 글이다. 에도시대
사람들은 추운 날씨에 몸을 보양하기 위해 고기 먹는 것을 '약식
(藥喰)'이라고 불렀다.

역사를 거슬러 올라가보면 7세기경, 쇼토쿠 태자(聖徳太子)에
의해 불교가 국가에서 권장하는 종교가 되면서 육식과 살생을
못하게 했다. 그렇게 일본인은 육식에 대해 강한 금기의식을 가

지게 됐고, 고기를 더럽혀진 음식으로 취급했다. 그래서 드러내놓고 육식을 하지는 않았다.

하지만 고기를 전혀 먹지 않았던 것은 아니었다. 사슴이나 멧돼지 등의 육류나 들새의 고기를 먹는 것은 허용됐기 때문에, 권력자뿐만 아니라 서민들도 몰래 이런 종류의 고기는 먹었다.

그런 상황에서 나온 말이 '약식'이다. 고기를 먹지 못하게 하는 명령 때문에 당당하게 먹을 수 없었지만, 고기를 자양강장(몸에 영양분을 공급해 오장의 기운을 튼튼하게 함)을 위한 약이라며 몰래 먹었던 것이다.

에도시대에 사슴고기는 '홍엽(紅葉, 단풍)', 멧돼지고기는 '목단(牧丹)' 또는 '산경(山鯨, 산고래)'라고 불렸는데, 고기를 취급하는 전문점에서 이 고기들을 판매했다. 하지만 대놓고 '고깃집'이라는 이름을 쓸 수 없어 '약방' 취급을 했다고 한다.

즉, 옛날의 일본인은 고기를 드러내놓고 먹지는 못했지만, 고기의 건강 효과나 그 맛에 대해서는 잘 알고 있었다고 볼 수 있다. 평소에는 고기를 먹을 수 없었기 때문에, '약'이라고 부르면서까지 먹고 싶었던 음식이었다.

앞에서 소개한 요사부손의 글귀는 그런 마음을 잘 보여주고 있다.

섭취방법과 음식의 조합을 통해
고기를 '약식'으로 실천하자

현대를 살아가는 우리는 다행히도 일상적으로 고기를 먹을 수 있다. 이것을 장수에 활용하지 않는다는 건 정말 안타까운 일이다. 건강하게 장수하려면 '고기의 힘'이 필요하다. 다만 육식을 '약식'으로 삼아 장수에 도움이 되게 하려면 섭취방법과 음식의 조합이 중요하다.

이 내용에 대해서는 본문에서 이미 상세히 말했다. 여러분의 식습관에 '약식'을 잘 적용해서 50세 이후의 삶을 더 활기차게 빛낼 수 있다면 더할 나위 없이 기쁠 것이다.

고기는 매우 효과적인 건강식품이다. 이러한 고기의 힘을 잘 활용하는 것은 젊은 몸과 마음으로 활기차게 인생을 살아가는 초석이 될 것이다.

고기는 장수의 원천으로 몸에 활력을 준다.
고기는 세포를 강화시키고 암을 예방한다.
고기가 동맥경화나 심근경색, 뇌졸중을 일으키는 것은 아니다.
고기는 성호르몬의 분비를 촉진하고 성적 매력을 높여준다.
고기는 인간으로서의 야생성을 깨워준다.

"당신이 무엇을 어떻게 먹는지 말해주면, 당신이 어떤 사람인지 말할 수 있습니다."

프랑스의 미식가인 브리아 사바랭(Brillat Savarin)이 한 말이다.

고기를 '약식'으로 먹는 사람은 젊고 생기가 넘치며 느긋하고, 남성이나 여성으로서의 매력을 잃지 않는다. 부디 여러분도 장수하는 인생을 위해 고기의 힘을 잘 활용하길 바란다.

마지막으로 방대한 자료를 정리해주신 출판사에 감사드린다. 여러분의 도움 덕분에 이 책이 출판될 수 있었다. 깊은 감사를 드린다.

건강한 삶을 위한
좋은 정보가 되길 바라며

후지타 고이치로 선생의 책은《50세부터는 탄수화물 끊어라》를 번역한 후로 두 번째 만남이다. 당시에도 많은 깨우침과 정보를 얻었지만, 그때보다 조금 더 나이가 든 탓인지 이번에《늙지 않는 최고의 식사》를 옮기면서 식생활을 개선해야겠다는 의욕이 한층 커졌다.

사실 나는 탄수화물을 꽤 즐기는 편이다. 하얀 쌀밥도 그렇고 빵, 과자, 떡, 과일, 고구마나 감자 등 맛있는 음식이 너무 많아서 굳이 고기를 먹어야겠다는 생각이 안 들 정도. 어머니도 고기보다는 과일과 채소를 선호하시는 걸 보면, 아마도 어릴 때의 식생활이 영향을 준 것 같다.

지금까지 특별히 몸이 아픈 적도 없어서인지 "정제된 탄수화물을 많이 섭취하면 몸에 안 좋다", "고기와 밥은 건강 면에서 조합이 좋지 않다"는 이야기를 많이 들어도 그저 남의 일처럼 생각했다.

그런데 이 책을 옮기면서 계속해서 고개를 끄덕이게 되고, 부모님께도 "고기를 챙겨 드셔라"고 얼마나 연락을 드렸는지 모르겠다. '고기를 먹는 것은 건강에 안 좋을 것'이라는 막연한 생각이나 오해를 씻어주고 마음 편하게 고기를 먹어도 된다고 하니, 사실 육식파인 분들은 두 손 들어 환영할 만한 책이다. 게다가 어떤 고기를 어떻게 먹으면 좋은지를 구체적으로 제시하고 있어서 더욱 유익하다.

언젠가 이런 이야기를 들은 적이 있다. "암보다 더 무서운 병이 바로 심혈관계 질환"이라고 한다. 한순간에 쓰러지거나 몸이 마비돼 평생 누워서 지내야 하는 상황이 될지도 모른다고 하니 정말 무서운 병이다. 그래서 다들 혈관 건강을 위해 고기를 자제하려고 한다고 생각했다.

하지만 잘 생각해보면 답은 고기를 멀리하는 것이 아니다. 인간의 몸이 어떤 원리로 움직이는지 알고, 그에 맞게 적절한 영양소를 공급해야 몸도 마음도 건강하게 살 수 있다. 그런 의미에서 저자가 '해당 엔진', '미토콘드리아 엔진', '장수유전자', '성호르몬'에 대해 설명한 내용은 유익한 정보가 되리라 믿는다.

이 책의 마지막에 저자가 인용한 프랑스의 전설적인 미식가 브리아 사바랭의 "당신이 무엇을 어떻게 먹는지 말해주면, 당신이 어떤 사람인지 말할 수 있다"는 말이 식생활의 중요성을 한마디로 보여준다고 생각한다.

우리 몸은 우리가 먹은 것들로 만들어진다. 반드시 젊음을 위해서, 장수하기 위해서가 아니라도 지금 이 순간 건강한 몸과 건강한 마음으로 살기 위해 좋은 음식을 잘 먹어야 한다.

나이가 들수록 소화기관이 약해진다고 생각해서 부드러운 음식, 채소 위주의 식사만 하지 말고 '고기 먹는 날'을 정해서 육류가 가진 영양분을 섭취하는 건 어떨까? 후지타 고이치로 선생의 조언대로 근사한 분위기 속에서 멋진 이성과 스테이크를 먹으면 건강효과가 상당히 클 것 같다. 즐거운 대화를 나눌 수 있는 상대와 함께하는 식사라면 몸도 마음도 훨씬 건강해질 테니까 말이다.

이 책이 새로운 건강 지식을 얻고, 올바른 식생활을 통해 건강한 삶을 사는 기회가 되기를 바란다.

늙지 않는
최고의 식사

초판 1쇄 발행 2019년 2월 22일
초판 3쇄 발행 2020년 12월 17일

지은이 후지타 고이치로
옮긴이 황미숙
펴낸이 정용수

사업총괄 장충상 본부장 윤석오
편집장 박유진 편집 김민기 정보영
디자인 디자인민트
영업·마케팅 장경환 정경민
제작 김동명 관리 윤지연

펴낸곳 ㈜예문아카이브
출판등록 2016년 8월 8일 제2016-000240호
주소 서울시 마포구 동교로18길 10 2층(서교동 465-4)
문의전화 02-2038-3372 주문전화 031-955-0550 팩스 031-955-0660
이메일 archive.rights@gmail.com 홈페이지 ymarchive.com
블로그 blog.naver.com/yeamoonsa3 인스타그램 yeamoon.arv

한국어판 출판권 © ㈜예문아카이브, 2019
ISBN 979-11-6386-013-6 03510